KB051478

현대가정의학시리즈 31

한 평생 온가족 건강을 위하여

콜레스테롤 증가 예방과 치료 요양식

완벽한 사진 해설! 이론과 실천 요령 총망라!

현대건강연구회 편

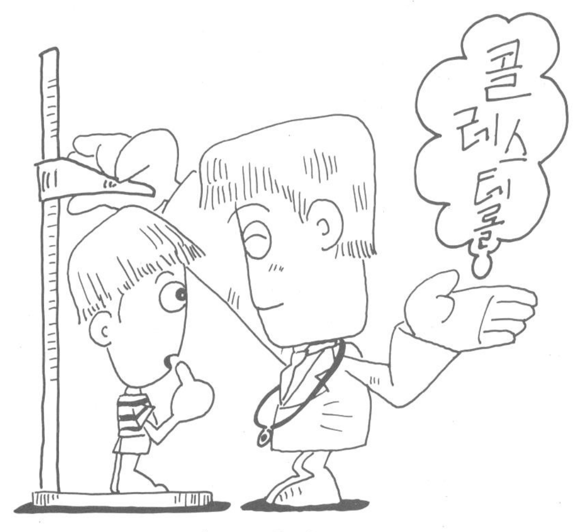

도서출판 眞華堂

콜레스테롤 증가
예방과 치료
요양식

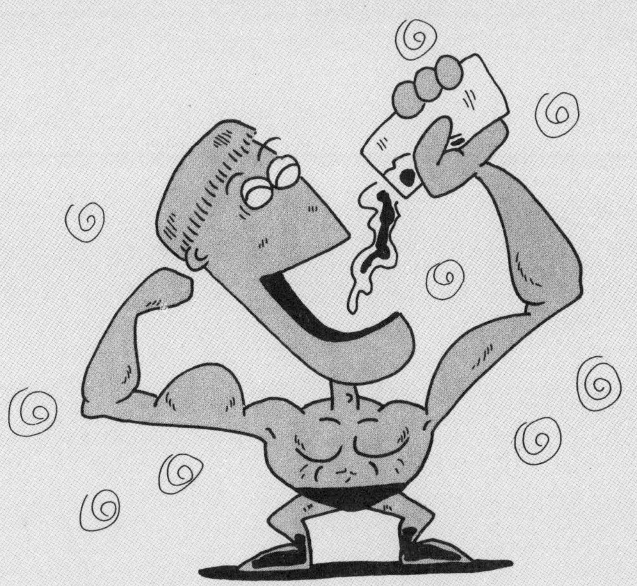

현대건강연구회 편

머 리 말

'콜레스테롤'이라고 하면 몸에 악영향을 미치는 것이라고 생각하는 사람이 많은 것 같다. 분명히 고콜레스테롤에 의해 심근경색이나 협심증 등을 일으키는 확률이 높아진다.

그러나 콜레스테롤은 '악'한 것만이 아니고 유익한 콜레스테롤이라고 불리우는 없어서는 안 될 중요한 작용도 있는 것이다. 콜레스테롤치가 너무 높아도 너무 낮아도 몸에 지장을 가져온다.

콜레스테롤이 증가하는 원인 중 하나로 편중된 식생활을 들 수 있다. 외식 만…게다가 같은 것만 먹는 사람은 위험 신호!

이 책은 간단히 만들 수 있고 안심하고 먹을 수 있는 식사 요리의 예를 실었다. 이 요리를 참고로 여러 가지 연구를 하여 충실한 식생활을 하기 바란다.

콜레스테롤에 대한 바른 지식을 갖고 건전한 생활을 보내는데 도움이 되었으면 한다.

차 례

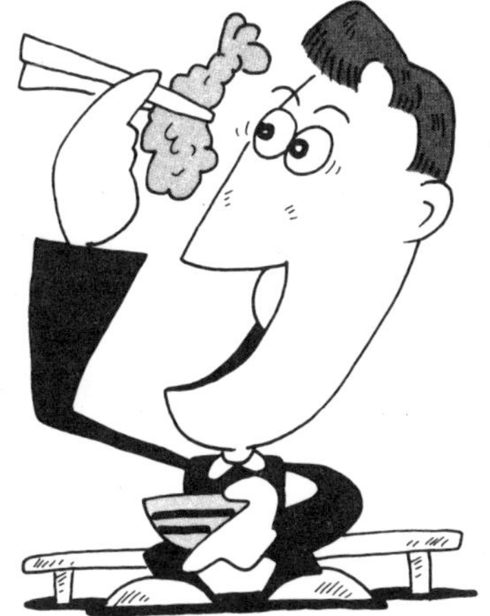

제 1 장

콜레스테롤을 알자

콜레스테롤의 기초 조직

□콜레스테롤이란

콜레스테롤(cholesterol)은 일반 동물의 세포막에 존재하는 지방의 일종이다. 따라서 식물에는 존재하지 않는다.

그리고 뇌나 간장, 부신, 지방조직, 도육 등을 중심으로 분포하며 한 사람당 100~120g 존재하고 있다. 그중 약 40g은 신경계에 약 5g은 혈액 속에 약 5g은 간장에 존재하고 있다.

콜레스테롤은 물에 녹지않는 스테로이드 알콜의 일종이다. 유기용제에는 잘 녹고 지질 중에서는 비교적 안정된 백색 결정상 화합물이다. 체내에서는 유리형인 것과 지방산과 에스테르 결합된 에스테르형으로 나뉘고 그 두 가지를 합쳐 총콜레스테롤 이라고 한다.

유리형인 것은 신경조직에 많고 에스테르형인 것은 혈장이나 부신, 간장, 피부에 많이 존재한다. 콜레스테롤은 이화(생물이 밖으로부터 빨아들인 물질을 화학적으로 보다 간단한 물질로 분해하는 것)에 의해 주로 담즙산이나 성호르몬, 부신피질 호르몬 등 생리적 활성물질로 전환된다. 또 세포막의 구성 성분으로서도 중요한 것이다.

□음식물로 섭취되는 콜레스테롤

음식으로 섭취된 콜레스테롤은 소화관의 장에서 흡수된다. 그 흡수율은 섭취 콜레스테롤의 양에 따라 저하되지만 평균적으로 30~50% 1일량으로서는 0.3g~0.5g 정도 흡수된다.

흡수율을 증가시키는 것으로서 유지의 동시 섭취나 소화관 내에서의 담즙산과의 혼합이 있다. 그리고 흡수율을 저해하는 것으로서 식물 섬

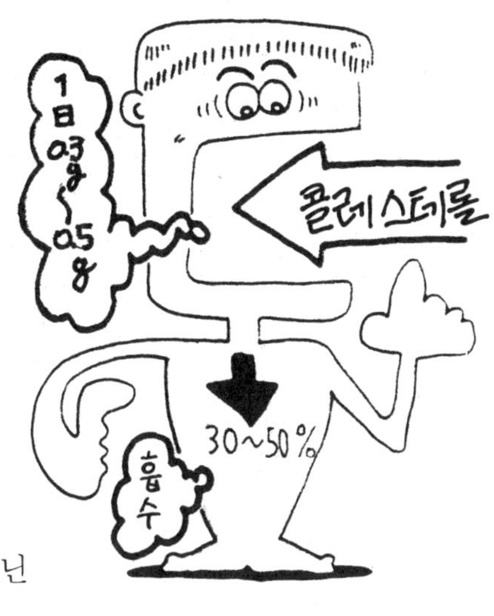

유, 식물 스테롤, 염화제이철 사포닌 등이 있다.

□체내에서 합성되는 콜레스테롤

음식물로부터 섭취하는 콜레스테롤량이 적어지면 체내에서의 콜레스테롤 합성량이 많아진다. 그리고 섭취하는 양이 많아지면 합성량은 줄어든다. 이와 같이 체내에서는 자연히 수요와 공급의 밸런스가 유지되고 있는데 병적인 원인에 의한 경우는 체내의 콜레스테롤량은 현저하게 변동된다.

당질이나 지방산은 체내에서 분리되어 에너지원이 되는데 이들에서 유래되는 아세트초산을 원료로 하여 메버론산 스쿠알렌 등의 중간 대사산물을 거쳐 콜레스테롤을 합성시킨다. 이제까지는 간장과 장외 콜레스테롤 합량이 많아서 간장과 장에서만 콜레스테롤이 합성된다고 생각하고 있었으나 최근에 다른 조직에서도 콜레스테롤을 합성한다는 것이 밝혀졌다. 체내에서 1일에 합성되는 콜레스테롤량은 여러 가지 조건에 따라 달라지지만 대체로 1~1.5g이라고 한다.

□콜레스테롤의 배설

콜레스테롤의 이화(理化)는 주로 간장에서 담즙산으로 전환된다. 우린 간에서 1차 담즙산이 생성되고 이 1차 담즙산이 담관을 경유하여 십이지장으로 흘러 들어가 여기에서 장내와 미생물에 의해 2차 담즙산이 생성된다. 이들 담즙산은 간장에서 장으로 장에서 간장으로 체내를 순환하고 이것을 간장 순환이라고 부른다. 장관 순환을 하고 있는 담즙산의 약 5%가 변과 함께 체외로 배설된다.

이화되지 않고 남은 콜레스테롤은 콜레스테롤인 채 또는 그 일부는 장내 미생물에 의해 분해되어 변중에 배설된다.

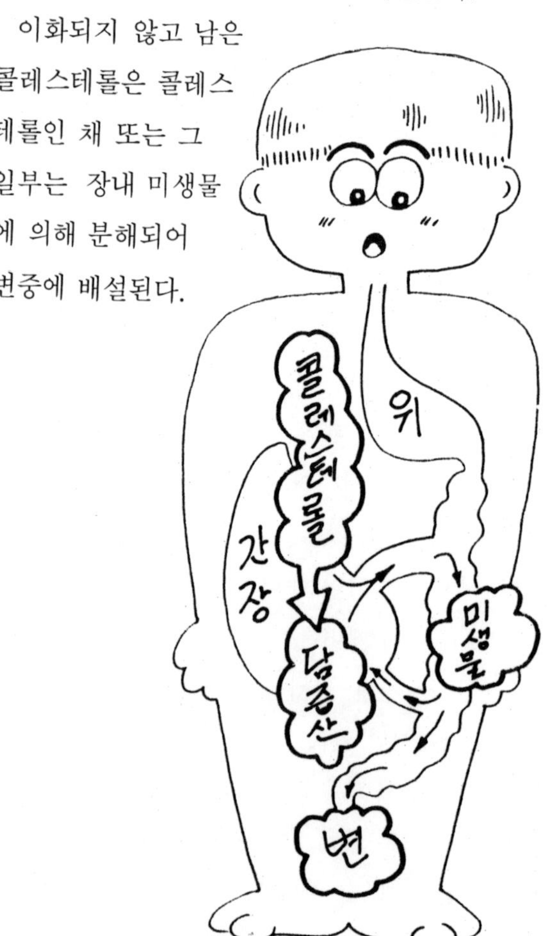

□각 조직으로의 이동

혈액의 혈청 또는 혈장은 여러 가지 물질이 물에 녹아 있는 상태이다. 콜레스테롤을 포함하여 지질은 물에 잘 녹지 않기 때문에 그대로의 상태로 있다가는 혈액 중에서 굳어 버린다. 그러므로 흡수된 콜레스테롤이나 간장에서 방출되는 콜레스테롤을 비롯하여 지방을 친수성(親水性) 아포단백질이라고 불리우는 단백질이 감싸 리포단백(lipoprotein)이라는 구상 결합체가 되어 혈액 속에서 굳지않고 녹아 들어가면서 운반된다. 이때 리포단백 각각에 화물 수취인 이름 같은 것이 실려 있다고 생각해도 좋을 것이다. 각각의 리포단백질 소정의 장소(수용체라고 불리우는 세포 표면에 있는 입구 같은 장치)에서 그것이 받아들일 수 있는 표시가 되어 그 리포단백이 분해되는 데 필요한 산소가 작동하도록 명령을 내린다.

따라서 혈액 중 지방 분석을 할 때 콜레스테롤 중성지방 등 각각 측정하는 것 뿐만 아니라 리포단백으로서 분류하여 관찰하는 것이 중요하다.

그 리포단백질은 원리적으로는 비중이 낮은 지방을 많이 함유하고 있을수록 저비중이 됨으로 이중을 재는 것에 의해 몇가지 종류로 나눌 수 있다. 대표적인 것으로는 다음 4종류가 있다. 그 외 전기 영동(電氣永動)이나 아포단백 측정으로도 종류를 알 수 있다.

① 카이로미크론

초초저비중으로 지방을 84% 함유하고 단백질은 2%이다. 음식물로 흡수한 지질(외인성 지질)의 운반이 역할이다.

② VLDL

초저비중으로 지방을 50% 함유하고 단백질은 8%이다. 간장에서 합성된 지방(내인성 지질) 운반이 역할로 LDL로 변화하는 것도 있다.

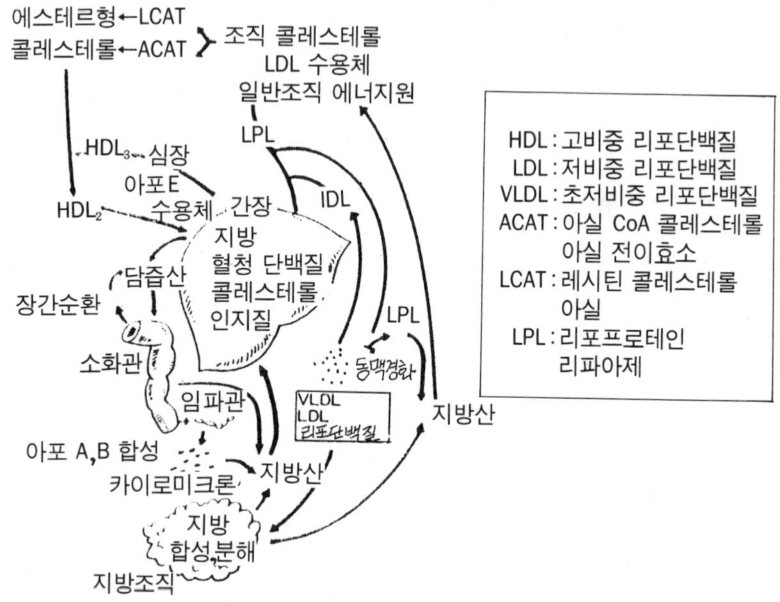

③ LDL

저비중으로 콜레스테롤 45% 함유, 단백질은 21%이다. 간장에서 각 조직으로 콜레스테롤 운반이 특징이다.

④ HDL

고비중으로 인지질을 30% 함유, 단백질은 55%이다. 각 조직에서 간장으로 보내지는 콜레스테롤 운반이 역할이다.

음식물로부터 콜레스테롤이 섭취되고 흡수되면 가장 비중이 낮은 카이로미크론(초초 저비중)으로 들어간다.

또 간장이나 장에서 합성된 내인성(內因性) 콜레스테롤은 VLDL (초저비중)로 들어가는 것이다.

나머지 LDL은 그 대부분이 간세포나 말초세포의 표면에 있는 특수한 LDL 수용체(아포 B 수용체)와 결합한 뒤 세포내로 들어가 대사한다.

콜레스테롤치와 혈관 장애의 발생율

CHD : 관동맥 질환
CVA : 뇌혈관 장애

총콜레스테롤치와 혈관 장애의 발생율

총콜레스테롤 (mg/dl)	CHD (%)	CVA (%)
～199	2.3	0.4
200～239	4.4	0.9
240～279	5.6	1.2
280～319	7.3	1.4
320～359	10.5	1.7
360～399	11.0	4.1
400～	12.9	1.4

HDL 콜레스테롤치와 혈관 장애의 발생율

HDL 콜레스테롤 (mg/dl)	CHD (%)	CVA (%)
～34	10.5	2.2
35～39	7.8	2.1
40～44	6.1	1.1
45～49	6.0	0.7
50～54	3.8	0.6
55～59	5.0	0.9
60 ～	4.8	1.1

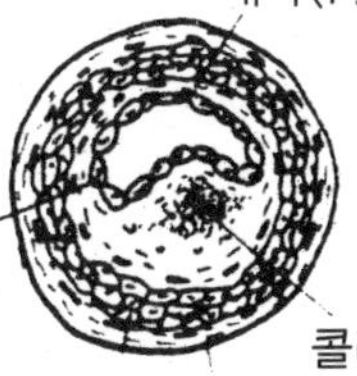

내막(内膜)
내피세포
콜레스테롤 에스테르 등
외막
중막

LDL 콜레스테롤치와 혈관 장애의 발생율 ►

LDL 콜레스테롤 (mg/dl)	CHD (%)	CVA (%)
～119	3.3	0.8
120～159	5.1	1.1
160～199	6.8	1.2
200～239	9.6	2.0
240～	15.8	2.1

세포내에서 생긴 유리성 콜레스테롤은 콜레스테롤이 들어온 양에 따라 콜레스테롤의 합성량을 조절하는 동시에 생체막의 구성 성분으로 쓰인다.

HDL(고비중 리포단백질)은 비중이 가장 무겁고 단백질과 콜레스테롤을 많이 함유하고 있다. 말포조직의 세포에서 유리형 콜레스테롤을 받아들여 에스테르형 콜레스테롤로 전환시켜 다른 리포단백질이나 간장으로 운반한다. 간장으로 옮겨진 콜레스테롤은 이화되어 변과 함께 배설되는 것이다.

이로운 것, 해로운 것

콜레스테롤을 크게 분류하면 4종류가 있다는 것을 설명했다. 이 중 LDL 콜레스테롤은 혈관 속에 쌓이기 쉽고 그 때문에 '해로운 콜레스테롤'이라고 부르고 있다. 또 HDL 콜레스테롤은 말포 조직에 여분의 콜레스테롤이 있으면 그것을 제거하여 간장으로 다시 보내는 역할을 하고 있기 때문에 '이로운 콜레스테롤'이라고 부르고 있다.

따라서 이로운 HDL은 말초신경의 여분의 콜레스테롤을 제거하고 해로운 LDL이나 그 LDL의 원료가 되는 VLDL(very low density lipoprotein) 은 말초 조직에 콜레스테롤을 보내고 있는 것이다. 같은 혈액중 콜레스테롤이라도 HDL에 함유되어 있는 콜레스테롤량이 많을 때는 그것은 말초조직의 콜레스테롤을 모아 간장으로 운반하여 담즙산으로 이화시키려는 상태이므로 동맥경화의 예방 또는 치료로 연관된다.

이와 같이 혈액 중에서는 LDL과 HDL양이 밸런스에 따라 말초 조직이 콜레스테롤 축적이 일어나느냐 일어나지 않느냐가 결정된다. 즉, LDL이 많아지고 HDL이 감소하면 동맥벽에 콜레스테롤이 쌓이는 것이다.

콜레스테롤의 작용은 아직 생리학적인 의의에 대해서 충분히 밝혀져 있지 않은 면도 있다. 세포 내외의 막을 만드는 구성 성분 중 하나이고 성호르몬이나 부신피질 호르몬이 합성될 때의 재료이며, 또 지방의 소화를 돕는 담즙산이 합성될 때 재료가 된다는 것은 분명하다.

따라서 콜레스테롤 량이 체내에서 요구하는 양에 비해 부족하면 호르몬 합성이 잘 되지않고 장내외 지방이 소화되지 않아 설사를 일으키는 경우도 있다. 콜레스테롤은 인간의 몸에 있어서 일정량은 필요한 것이며

콜레스테롤치는 어느 정도까지 안전한가

연 령	2~19	20~39	30~39	40~
안전권	170~	200~	220~	240~
위험권	185~	220~	240~	260~

그것이 부족하면 장애를 일으킨다.

이로운(HDL) 것과 해로운(LDL) 것의 체내 비율은 건강한 사람의 평균치는 남성과 여성이 다소 다르다. HDL은 남성이 40~50% 여성이 45~75%일 때 정상 범위이다.

LDL은 직접 측정하는 방법도 있으나 보통 총콜레스테롤 치에서 HDL 량을 빼고 또 중성지방의 양 5로 나눈 수치를 LDL 양으로 계산한다.

콜레스테롤의 이상

혈액 중 콜레스테롤 량은 일정하지 않다. 끊임없이 늘었다 줄었다 변화하고 있다. 따라서 한 번 혈액 검사를 받아 정상치였다 하더라도 다음 검사 또는 그 다음 검사에서는 콜레스테롤치는 다소의 증감이 있다.

보통 젊은 나이 20대 정도까지는 콜레스테롤치가 정상이지만 그 이후 나이가 많아지면서 점차로 콜레스테롤치는 증가한다.

그리고 남성과 여성은 다른 수치를 나타낸다. 30대 40대 정도까지는 같은 연령의 남성 쪽이 콜레스테롤치가 높으나 40대 후반이 되면 여성의 콜레스테롤치가 갑자기 높아져 남성과 같은 수치, 또는 그보다도 높아진다.이것은 40대까지의 여성은 난소에서 난포 호르몬에 의해 콜레스테롤치가 억제되는 것이 아닌가라고 생각되고 있다.

따라서 폐경기 전의 여성의 경우 같은 나이의 남성보다 콜레스테롤 증가를 보이지 않지만 갱년기가 지나면 호르몬 작용의 변화가 없어지고, 갑자기 콜레스테롤의 수치가 올라가는 것이다.

남성이나 여성이나 40대 후반에는 아무래도 콜레스테롤치가 높아지는 것을 피할 수 없지만 콜레스테롤은 LDL이든 HDL이든 몸에 필요한 것이므로 무턱대고 두려워할 필요는 없다. 그리고 70대가 지나면 이번에는 자연히 콜레스테롤 치가 낮아진다.

서양인은 원래 육류를 주식으로 하고 버터를 많이 섭취한다. 따라서 혈액 중의 콜레스테롤치가 높다. 그러나 우리는 쌀(탄수화물)을 주식으로 하고 동물성 지방의 섭취량은 서양인이 1일 약 70g인데 비해 약 15g 정도밖에 되지 않는다. 그러므로 혈액 중의 콜레스테롤치는 서양인에 비해 전반적으로 낮고 동맥경화의 발병이 적은 것이다.

그러나 최근에 와서 식생활이 변하여 가정 요리 메뉴에 육류가 많아졌다. 따라서 해마다 혈액 중 콜레스테롤 양이 증가하고 있다. 그리고 동맥경화증(심근경색) 발생률도 상승하고 있다.

이 경향을 우려한 관계기관들이 열심히 콜레스테롤의 해를 이야기하는 것은 당연한 일이다. 동맥경화성 병은 증상도 없이 진행되고 갑자기 화산처럼 폭발하여 사람의 목숨을 빼앗는 성질이 있다. 콜레스테롤 등의 동맥경화와 관련되는 지방에 관한 적정한 지식은 중요하다. 특히 최근 젊은 사람들의 콜레스테롤치가 급격히 높아지고 있다는 것이 지적

되고 있다. 그렇다고 콜레스테롤 노이로제 경향을 띠는 것도 문제이지만 앞에서 이야기했듯이 콜레스테롤은 몸에 필요한 물질이고 적정한 콜레스테롤치를 유지하고 있다면 필요 이상으로 두려워 할 것 없는 것이다.

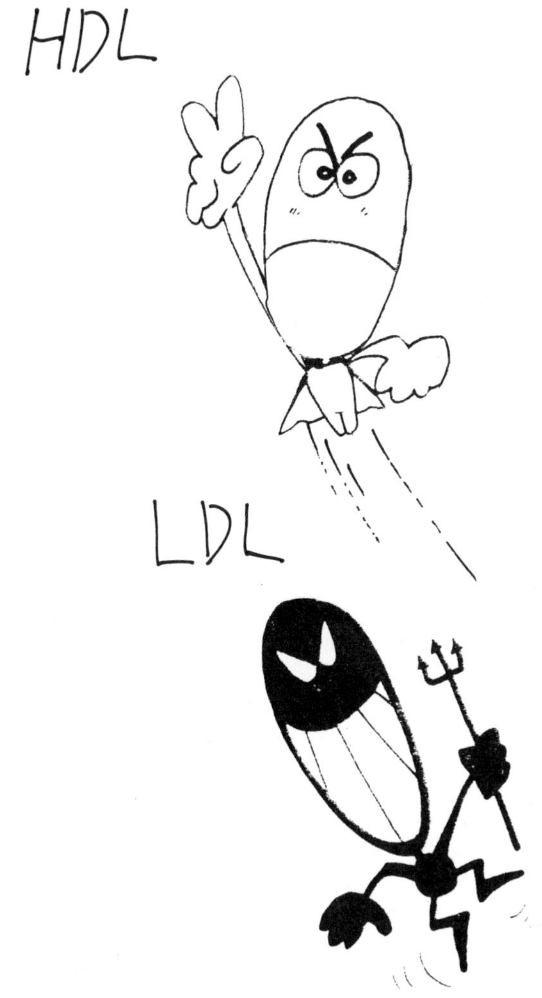

제 2 장

콜레스테롤의 성분과 작용

정상적인 콜레스테롤의 작용

콜레스테롤은 지질의 일종으로 동물 체내에만 존재하고 식물 속에서 존재하지 않는다. 인간의 몸은 세포의 집합체로 콜레스테롤은 인지질과 함께 세포막의 일부를 만들고 있다.

몸 속에서 콜레스테롤이 다량이 존재하고 있는 부분은 뇌와 신경이다. 쓸데없는 콜레스테롤이 아니고, 뇌와 신경 활동에 필요한 것인 것이다. 다음으로 많은 곳이 지방조직을 포함한 결합조직 근육 순이며 이 세 가지가 콜레스테롤 전체의 약 65%를 차지하고 있다. 이하 피부, 혈액, 골수, 간장, 소화관, 폐, 신장, 부신, 심장의 순으로 존재하고 전부를 합치면 약 96%에 상당한다.

□세포막을 형성하는 작용

인간의 몸은 무수한 세포의 집합으로 형성되어 있다. 이 세포를 밖에서 감싸고 있는 것이 세포막이다.

막이라고 하면 커튼과 같은 한 장의 막을 연상하는 경향이 있으나 세포막은 인지질이 친수성 부분을 바깥쪽에 소수성(疏水性) 부분을 안쪽으로 향해 늘어서 있고 그 분자층이 안쪽의 소수성 부분을 샌드위치처럼 사이에 끼우고 지질 이중층이라는 세포막의 기본 구조를 만들고 있다.

이 지질 이중층은 유동성이어서 이 위동막 속에 막의 단백질이 마치 빙산처럼 떠있기도 하고 가라 앉아 부유하고 있다. 이런 구조를 유동 모자이크 모델이라고 부르고 있다. 가장 많은 인지질과 함께 세포막의 중요한 구성 요소인 콜레스테롤은 인지질 분자 사이에 끼이게 되어 있고 그 부분의 성질 때문에 인지질의 유동성이 정해진다. 그러므로 비유하자면 세포의 벽같은 역할을 하는 인지질을 콜레스테롤이 기둥처럼 고정시키는 역할을 하고 있는 것이다. 즉, 세포막의 강도를 정하여 세포의 작용이 정상적으로 행해지도록 돕고 있다. 그 세포가 몸을 만들고 있는 것이므로 콜레스테롤의 중요성을 알 수 있을 것이다.

□호르몬을 만드는 원료

대부분의 내장은 호르몬의 원료인 콜레스테롤을 함유하고 있다. 남성호르몬이나 여성 호르몬, 임신을 지속시키는 황체 호르몬도 콜레스테롤로 형성되어 있는 것이다.

또 인간의 생명을 기능시키는 부신피질(副腎皮質)은 특히 콜레스테롤을 필요로 하고 그 중량의 약 10%는 콜레스테롤인 것이다. 부신피질 호르몬에는 당질을 체내 단백질로부터 만드는 작용과 심신의 활력을

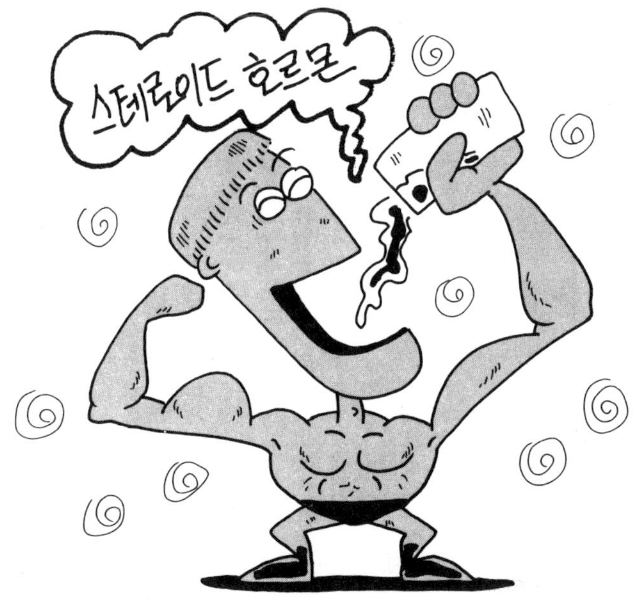

높이는 작용도 있다.

성호르몬이나 부신피질 호르몬을 스테로이드 호르몬이라고 부른다. 인체에 여러 가지 활력을 주는 중요한 물질이다. 스테로이드 호르몬은 현재 인공적으로 콜레스테롤로 만들 수 있다. 서울 올림픽 때 육상 경기 도핑 검사에서 양성으로 판정 받아 금메달을 박탈당한 캐나다의 벤 죤슨이 사용하여 유명해진 아나보릭 스테로이드(단백 동화 호르몬)는 남성 호르몬이 작용중 성기의 기능이나 발달을 촉진시키는 기능을 제외하고 근육을 만드는 작용을 강화하는 약물이다.

스테로이드라는 의미는 콜레스테롤의 동료라는 말로 스테로이드 호르몬 외에 비타민 D나 강심제도 포함하고 있다. 따라서 콜레스테롤은 각종 강화 작용을 가진 호르몬의 귀중한 원료인 것이다.

□소화 작용을 돕는 작용

과음이나 배멀미로 심하게 토할 때 담즙을 토해 낸 경험을 가지고 있는 사람도 있을 것이다. 그 괴로운 담즙이 바로 콜레스테롤로 만들어져 있는 담즙산인 것이다.

담즙산은 지방을 잘게 분산시키는 작용도 하고 있다. 지방이 잘게 나누어 지면 분해효소가 작용하기 쉬워져 소화 흡수가 순조로워진다.

담석이 생겨 담즙이 흐르지 못하게 되거나 간장병으로 담즙산의 합성이 저하되면 지방이나 지용성 비타민 흡수가 부드럽게 되지 않는 것이다. 인체에 있어서 담즙산은 지방 소화에는 빼 놓을 수 없는 물질이다.

기름이나 난황 등을 섭취하면 담낭이 수축되고 담낭에 비축되어 있던 담즙이 십이지장으로 내보내 준다. 이때 담석이 있으면 매우 고통스럽다. 그 분비된 담즙산 대부분은 소장에서 흡수되고 다시 간장으로 보내져 담즙을 만드는 원료로 재이용 되는 것이다.

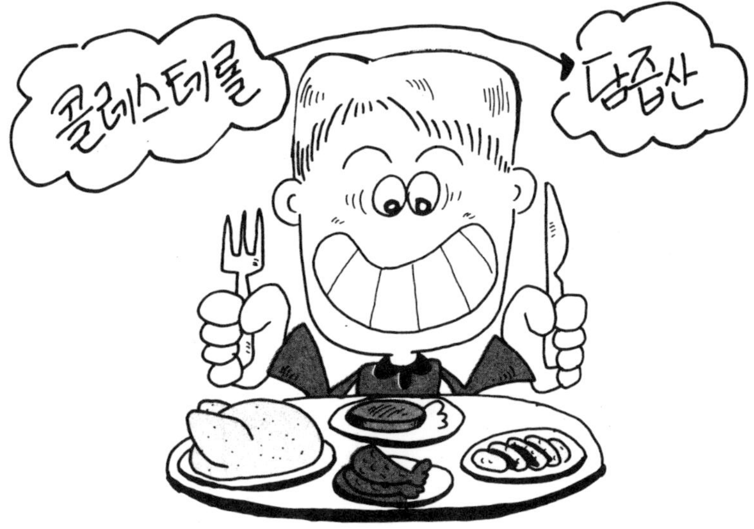

담즙에는 콜레스테롤 자체가 함유되어 있으나 콜레스테롤은 지질의 일종이므로 물에는 녹지 않는다.

어떤 계기로 콜레스테롤은 결정화되어 콜레스테롤 담색이 된다.

이렇게 콜레스테롤이 부족하면 소화 작용에 지장이 생기는 것이다.

□혈청 속에서의 작용

혈청 속에 콜레스테롤이 많은 사람은 심근경색이 되기 쉽지만 반대로 콜레스테롤이 너무 적은 사람도 뇌졸중이 되기 쉽다는 보고도 있다.

따라서 이에 대해서는 저 콜레스테롤 혈증을 낳는 원인이 저영양에 있고 양질의 단백질이 결집되기 때문에 뇌혈관이 약해지는 나이라는 설도 있다.

혈청 속의 콜레스테롤이 많아도 너무 적어도 몸에 해를 주는 나이다. 혈청 속의 콜레스테롤이 혈액 1dl(데시리터) 당 220mg 정도이면 건강하다고 할 수 있다.

혈청지질의 정상과 이상

이상	정상치	이상
150mg / dl	총콜레스테롤	220mg / dl
50mg / dl	중성지방	150mg / dl
130mg / dl	인지질	220mg / dl
	카이로미크론	0mg / dl (공복시)
20mg / dl	VLDL	400mg / dl
200mg / dl	LDL	400mg / dl
125mg / dl 250mg / dl	HDL(남)(여)	425mg / dl 650mg / dl

혈액(혈청, 혈장)은 대부분 물 상태이므로 콜레스테롤을 함유한 지질은 물에 잘 녹지 않기 때문에 그대로 혈액 속에 굳어 버린다. 그러므로 지질 주위를 물에 잘 녹는 단백질(아포 단백질)이 싸서 구상 리포단백질을 만들어 전신 각 세포에 보내지는 것이다.

이 리포단백질에는 앞에서 얘기한 바와 같이 비중에 따라 카이클미크론 VLDL, LDL, HDL 4종류가 있다.

혈액 속의 지질에는 콜레스테롤 외에 인지질, 중성지방(트리글리세라이드), 유리지방산의 4종류가 있다.

콜레스테롤과 인지질은 앞에서 얘기한 바와 같이 세포 생체막 중요 성분으로 지방은 물의 에너지원이 되며 비축해 놓을 수 있다. 어느 리포단백질이나 이들 지질을 함유하고 있으나 HDL은 인지질을 많이 함유하고 있고 중성지방은 적으며 LDL은 콜레스테롤을 많이 함유하고 있고 VLDL, 카이로미크론은 중성지방을 많이 함유하고 있다.

HDL은 간장이나 소장에서 만들어진다. 이중에서 MDL_3라고 일컬어지는 것이 각 세포로 보내져 LCAT(레시틴 콜레스테롤 아실 전이효소)나 ACAT(아실C_0A 콜레스테롤 아실 전이효소)의 도움을 받아 세포에서부터 콜레스테롤을 다시 취하여 MDL_2라고 일컬어지는 리포단백질이 된다. HDL_2은 간장으로 다시 보내져 아포E 수용체라는 입구로 세포에 들어가고 콜레스테롤은 담즙산으로까지 분해되며, 아포단백질은 아미노산으로 분해된다.

한편 LDL은 간장에서 만들어진 콜레스테롤을 각 세포로 보내는 역할을 한다. 각 세포에는 LDL 아포단백질 B(아포 B)를 결합하여 받아들이는 아포 B 수용체라는 입구가 있고, LDL 콜레스테롤은 그곳으로 들어가 세포에 남으며 아포B는 아미노산으로 분해된다.

VLDL은 간장에서 당질로 만들어진 지방을 각 조직으로 보내는 역할

리포단백질의 종류와 작용

종류	HDL	LDL	VLDL	카이론미크론
속칭 비중 단백질함량	이로운 콜레스테롤 고비중 55%	해로운 콜레스테롤 저비중 21%	해로운 콜레스테롤 초저비중 8%	 초초저비중 2%
주요아포단백질	A군(AⅠ+AⅡ, 80%)	B(98%)	C(CⅠ,CⅡ,CⅢ)+B(77%)	C+A(78%)
가장많은 지질 전기영동	인지질 αⅠ	콜레스테롤 β	중성지방 Pre 3	중성지방 원점
합성장기	간장, 소장	간장	간장	소장
역할	조직에서 간장으로 콜레스테롤 회수(특히 HOL_2)	간장에서 조직으로 콜레스테롤 운반	간장에서 합성한 지방(내인성 지방) 운반 LDL로 변화	음식에서 흡수한 지질(외인성 지질)의 운반
동맥경화로의 영향	예방개선	촉진	촉진	촉진

을 한다. LPL(리포프테인 리파제)의 작용에 의해 지방은 지방산과 글리세린으로 분해되어 조직에 활용된다. 그리고 여기에서 아포단백질 C(아포 C)와 아포단백질E(정맥을 통과할 때 HDL에서 온 것)의 일부를 잃어 LDL (중비중 리포단백질)에 의해 간장으로 되돌아 간다. 간장으로 돌아가면 LDL은 아포C와 아포E를 전부 잃고 LDL이 된다.

카이로미크론은 소장에서 음식 중의 지방이나 콜레스테롤을 모아 전신조직으로 운반하는 역할을 한다. 각 조직의 모세혈관 내피 세포에 있는 LPL작용으로 지방은 지방산과 글리세롤로 분해되어 아포 C와 아포 A를 잃는다. 이때 남은 것을 카이로미크론 잔여체라고 하는데 다시 간장으로 되돌아 간 뒤 분해된다.

□지방산의 작용

이제까지 설명했듯이 해로운 콜레스테롤이라고 일컬어지는 LDL 콜레스테롤도 VLDL 콜레스테롤도 생체를 유지하기 위한 세포의 중요 성분으로써 콜레스테롤이나 지방을 각 세포와 조직으로 운반하는 역할을 맡고 있다.

따라서 LDL 콜레스테롤이나 VLDL 콜레스테롤을 없애거나 무턱대고 내리는 것은 생체에 있어서 매우 위험한 일이다.

세포의 에너지원으로서는 일찍이 혈청 중 글루코스(혈당)가 알려져 있었으나 현재에는 지방산이 중요한 것임을 알게 되었다. 혈당이 많이 소비되는 경우는 산소 공급이 부족해질 정도의 격렬한 운동을 할 경우이며, 몸을 쉬도록 할 때 지속성 있는 운동을 할 경우에는 혈액이 운반해 온 산소가 지방산을 연소시켜 에너지원으로 남는 것이다.

지방산은 지방이나 에스테르형 콜레스테롤 인지질과 같이 대부분 기질과 결합된 형으로 존재하고 있다. 그리고 결합되지 않은 지방산도

카이로미크론 →
VLDL ↓ 리파아제 ↑ LDL
→ 유리지방산 →
에너지원

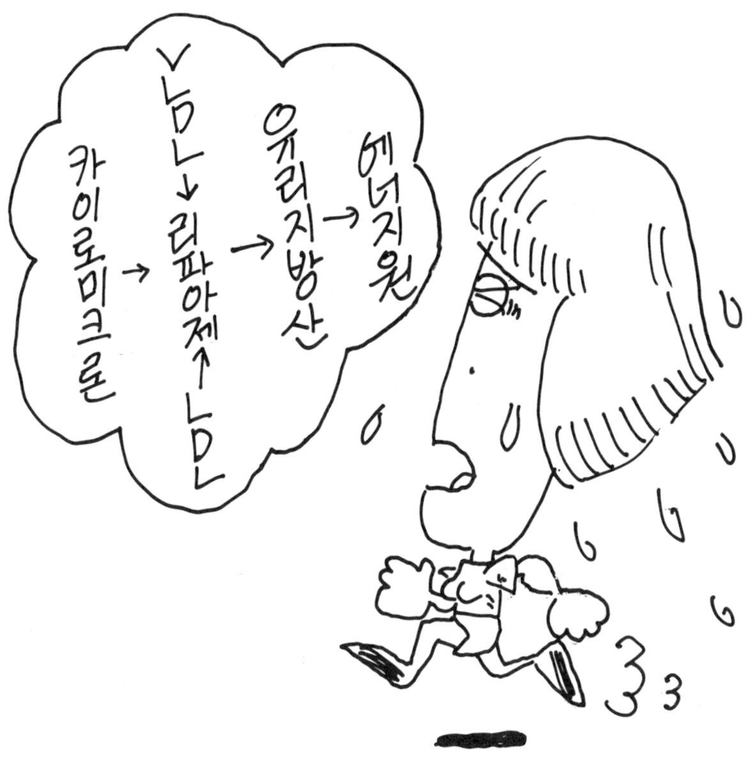

존재하며 이것을 유리지방산이라고 한다.

에너지원으로써 사용되는 지방산은 이 유리형이어야 하는데 유리형 지방산은 알부민 (단백질의 일종)과 결합된 형으로 혈액 중에 0.5mg / *l* 라는 극히 소량만이 함유되어 있기에 혈액 중의 유리지방산은 곧 반 정도가 뒤바뀌어 버린다.

그러므로 지방산이 부족하지 않도록 지방 조직이나 혈청중의 카이로미크론 VLDL, LDL로 지방을 분해하는 효소인 리파아제의 작용에 의해 끊임없이 유리지방산이 운반되고 있는 것이다.

지방조직의 지방은 아드레날린 등 호르몬에 의해 활성화된 리파아제로 분해되는데 카이로미크론 VLDL, LDL의 리포단백질 지방은 LPL

에 의해 지방산으로 분해되어 조직에 보내진다.

한편 인지질 중의 지방산은 생체막에 있는 조직중의 콜레스테롤에는 지방산이 결합되어 있지 않지만, 그 콜레스테롤을 HDL_3가 회수할 때 레시틴(인지질의 일종)의 지방산을 LCAT의 도움에 의해 콜레스테롤로 옮기고 에스테르형 콜레스테롤로 만든 다음 HDL로 옮긴다. 또 호스호리파아제의 작용에 의해 인지질 중의 지방산으로 불포화 지방산의 일종인 아라키돈산이 만들어지고 이것이 혈소판의 응결을 일으키는 트론보키산 A_2나 그 반대로 결합을 막는 프로스타글라신 등을 만든다.

콜레스테롤의 정상 범위

콜레스테롤 검사는 일반적으로는 혈액을 채혈하여 혈청 중의 콜레스테롤량을 측정하고 있다. 성인의 정상치는 혈청 100ml당 120~220ml으로 되어있다. 이 콜레스테롤에는 이로운 HDL 콜레스테롤과 해로운 LDL 콜레스테롤이 있는 것이다.

건강한 사람의 HDL 콜레스테롤은 남성, 여성에 따라 다소 수치가 달라 남성은 40~70mg / dl이고 여성은 45~75mg / dl로 되어 있다.

병원이나 보건소에서는 검진 때 이전에는 콜레스테롤과 중성 지방의 양을 측정하고 있었으나 최근에는 HDL 콜레스테롤량도 측정하고 있다. 해로운 LDL 콜레스테롤은 일반적으로는 측정하지 않지만 전술한 바와 같이 총콜레스테롤(T①cho)에서 HDL 콜레스테롤량을 빼고 거기에서 중성지방(TG)을 5로 나눈 위치를 뺀 것이 LDL 콜레스테롤 량이 된다. 그 정상치는 남성이나 여성이나 건강한 사람의 경우 80~130mg 1dl로 되어 있다.

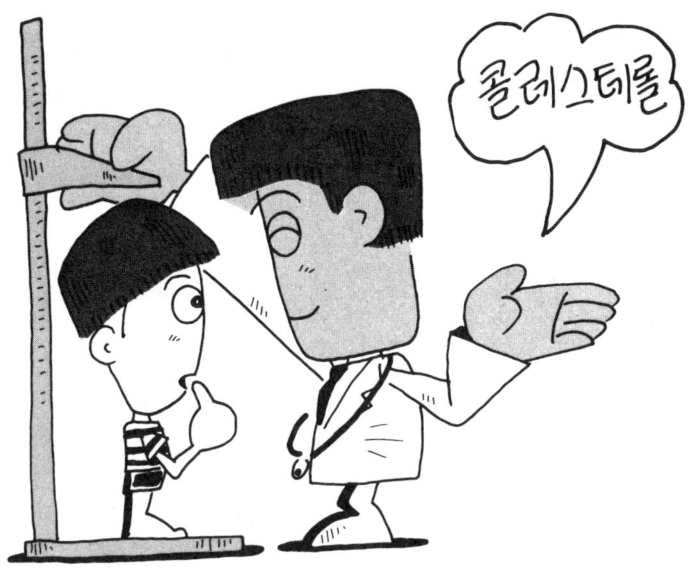

또 하나 동맥경화지수(AI)라는 수치도 있다. 총콜레스테롤량에서 HDL 콜레스테롤량을 빼고 그 수치를 HDL 콜레스테롤량으로 나눈 것이다. 이 정상체는 남성이나 여성이나 건강한 사람의 경우 1.4~3.2로 되어 있다.

인간의 혈청중 콜레스테롤 농도는 일정하다. 태아의 경우 콜레스테롤량은 73mg/dl이지만 성장과 함께 증가한다. 소아기의 경우는 150~160mg/dl가 되고 사춘기가 될 무렵에 한때 콜레스테롤은 감소하는데 여자는 1세 무렵 남자는 14~15세 무렵에 감소를 보인다. 청년기를 맞이할 무렵에는 증가하기 시작하고 70세가 지나면 남성이나 여성이나 감소해 간다. 또 신장이 쑥쑥 자라는 시기에는 남자나 여자나 콜레스테롤이 대량으로 필요하기 때문에 그만큼 콜레스테롤도 감소한다.

□콜레스테롤을 증가시키는 것

혈청 중의 콜레스테롤량이 증가되어 있는 상태를 고콜레스테롤혈증이라고 하는데 앞에서도 언급했듯이 콜레스테롤이나 중성지방이나 아포단백질과 결합되어 혈중에서는 리포단백으로 존재하고 있다. 고콜레스테롤 혈증이나 중성지방성 혈증이나 이 리포단백질의 합성의 항진, 이화의 저하 결과 체질적으로 일어나는 경우를 원발성 콜레스테롤혈증이라고 한다.

이 원발성 콜레스테롤 혈증에는 여러 가지 원인이 있으나 최근 분자생물학의 발전에 의해 수용체나 아포단백질에 이상이 있기 때문이라는 것이 알려진 병이 몇 가지 있다. 대표적인 것으로서,

(1) LDL 수용제가 유전적으로 없기 때문에 콜레스테롤을 많이 함유하고 있는 리포단백인 LDL이 혈중에 증가하여 고콜레스테롤 혈증이 일어나는 경우.

(2) 리포단백의 표면에 있는 아포단백의 분자 이상 때문에 LDL 수용체에 리포 단백이 결합되지 않아 고콜레스테롤 혈증이 일어나는 경우.

(3) 아포단백의 이상에 의해 지방을 분해할 수 없는 경우.

등이 있다.

가족성 고콜레스테롤혈증은 (1)의 LDL 수용체 결핍 때문에 콜레스테롤을 많이 함유하고 있는 LDL 리포단백이 조직에 받아 들여지지 않고 혈중에 넘쳐 그 결과 고콜레스테롤 혈증이 생긴 유전성 병이다. 상염색체 우성 유전으로 부모 형제 자매 등의 혈연자들에게 고콜레스테롤 혈증을 볼 수 있다.

이 병의 특징은 고콜레스테롤혈증 건황색종 조발성(早發性)관상동맥질환(심근경색 등)이다. 소아기부터 콜레스테롤이 높기 때문에 힘줄에 콜레스테롤이 침착하여 황색종이 생기는 것을 볼 수 있다는 것이 특징적인 변화인데 특히 아킬레스건과 손가락 바깥 부분에 있는 수배신근건(手背伸筋腱)에 다발한다. 그의 안검 경부, 무릎, 팔꿈치에도 볼 수 있

다. 그리고 성인이 되어 심근경색이나 협심증을 일으킬 확률이 높아진다.

가족성 고콜레스테롤 혈증의 경우는 혈연자 중 그런 증상이 있는 사람이 있으면 조기에 검사를 받아 몸에 콜레스테롤이 가능한 쌓이지 않도록 일상생활에 주의해야 한다. 그를 위해서는 식사로부터 섭취하는 콜레스테롤에 주의하고 체내에서 강간순환을 하고 있는 콜레스테롤이나 담즙산을 밖으로 많이 배출시킬 필요가 있다. 현재에는 약물 요법에 의해 체내에서의 콜레스테롤 생산을 억제하기도 하고 담즙산을 빨아들여 체외로 배출시키는 약이 쓰이고 있다. 아무튼 조기발견이 최대의 치료이므로 적절한 검사를 받도록 한다.

콜레스테롤치는 350mg/dl 정도인 사람이 많은데 중증인 사람은 600mg/dl이상도 된다. 그 외 원발성 고콜레스테롤혈증을 일으키는 것은 가족성 부합형 고지혈증 특발성(特發性) 고콜레스테롤혈증이 있다. 모두 고콜레스테롤혈증을 볼 수 있는데 그중에서도 가족성 복합형 고지혈증은 상염색체성 우성 유전을 보이고 고콜레스테롤혈증과 고트리그리세리드혈증을 볼 수 있다. 아포단백 B의 합성 항진이 원인이 아닌가 생각되고 있다. 역시 심근 경색을 일으키기 쉽다.

콜레스테롤과 함께 중성지방이 증가하는 Ⅲ형 고리포단백혈증은 1만 명에 한 명의 비율로 볼 수 있고 결절성 황색종이 생긴다.

Ⅲ형 고리포단백혈증은 아포E의 구조가 이상해지는 것이 원인이라는 것이 밝혀졌다. 아포 E를 만드는 방법을 전하는 유전자가 이상 변화를 일으킨 아포E와 결합한 콜레스테롤이나 중성지방이 결합을 잘 이루지 못하고 세포 속에 잘 들어가지 못하여 혈액 속에 쌓인다(앞의 원인 (2)에 해당한다).

그 외 중성지방이 현저하게 증가하고 콜레스테롤도 증가하는 병도 있다.

태어나면서부터 리파아제가 만들어지지 않기 때문에 혈액 속에 카이로미크론이 증가하는 가족성 리포단백 리파아제 결핍증이나 리파아제의 작용을 돕는 역할을 하는 아포CⅡ라는 단백질이 만들어 지지 않기 때문에 혈액 속에 카이로미크론이 증가하는 가족성 아포 CⅡ 결핍증 등이다. 이상이 대표적인 유전성 고지혈증인데 그 외 원인 불명의 콜레스테롤, 중성지방 증가 질환이 있다.

제3장에서 설명하겠지만 각 장기의 질환이 원인이 되어 콜레스테롤이 증가할 수도 있다. 지질 대사는 내분비 장기 간소화관 식사 등에 의해 조정되고 있기 때문에 이들 장기 장애로 2차성 고지혈증이 일어난다. 이들 2차성 고지혈증은 원칙적으로 근원적인 병을 치료할 필요가 있다.

1 당뇨병

이자(췌장;膵臟) 호르몬인 인슐린(insulin) 작용이 몸 속에서 부족하기 때문에 일어나는 하나의 병적 상태를 나타내는 것이 당뇨병이다. 인슐린이 부족하면 몸 속에서 포도당을 잘 이용할 수 없게 된다. 포도당은 체내 중요 에너지원이기에 이를 잘 이용할 수 없게 되면 그 대신 지방이 쓰이거나 단백질 대사에도 이상이 일어난다.

그결과 콜레스테롤과 중성지방이 증가하고 심근경색이나 뇌졸중 등 동맥경화증을 촉진시키는 것이다.

2 점액수종(粘液水種)

외과적으로 갑상선을 제거한 경우나 하수체 전엽저하(前葉低下) 때문에 갑상선 기능이 저하되는 병이다. 갑상선 호르몬은 혈청 중의 콜레스테롤을 저하시키는 작용도 갖고 있으므로 그 작용이 부족하면 혈액중의 콜레스테롤과 결합된 리포단백이 쌓이기 쉬워 진다. 증상으로서는 얼굴이나 손발이 잘 붓고 맥박수가 감소하기도 하고 빈혈이 일어나고 혈압이 떨어진다. 갑상선제를 복용하는 것에 의해 증상은 회복되지만 조기 치료가 필요하다.

3 네프로제 증후군(Nephrose syndrom)

만성신염 경과 중에 일어나는 것으로 단백질이 소변중에 배출되어 혈장 속의 단백질이 감소되 부증이 생긴다. 그리고 혈장 속의 단백질이 저하되면 그것을 보충하기 위해 몸 일부에 비축되어 있는 콜레스테롤이 보내져 혈장 중의 콜레스테롤이 증가한다.

4 담석증(膽石症)

콜레스테롤은 간장에서 담도를 경과하여 담즙산이나 콜레스테롤로서 배설되고 있다. 그 담도가 그 어떤 원인으로 막혀 버리면 콜레스테롤이 증가한다.

담도가 막히는 사태를 노래하는 것으로는 담석증 외에 담관염. 담관암 등이 있고 담관이 가늘어 지는 것으로는 원발성 담즙성 간경변증이 있다.

5 비만증

이상 비만인 경우는 하수체전엽이나 갑상선, 생식선(生殖腺), 부신 호르몬 분비에 이상이 있기 때문에 그럴 수도 있지만 그보다도 호르몬과는 관계없이 비만일 경우가 많다.

비만은 중성지방의 증가의 더불어 콜레스테롤이 증가하는 경우가 많아 동맥경화가 되기 쉽다.

또 비만에 의해 인슐린 대사가 저하되 보통 사람보다 많은 인슐린이 필요시 된다. 그때문에 고인슐린혈증을 일으키기도 하고 동맥경화를 촉진시키기도 한다고 한다.

□콜레스테롤이 저하되는 것

체질적으로 콜레스테롤이 감소하는 병으로서는 무베타리포단백혈증이 있다.

베타리포단백이란 리포단백 LDL로 태어나면서부터 리포단백 LDL을 만들지 못하는 병이다. 리포단백 LDL이 존재하지 않으면 콜레스테롤이 흡수되지 못하여 콜레스테롤은 50 mg / dl 이하로 저하된다.

그 외 가족성 저베타리포단백혈증이 있다. 중증일 경우는 무베타리포단백혈증과 같은 증상을 보이지만 경증일 때는 콜레스테롤은 120mg / 1dl를 약간 밑도는 경우가 많다고 한다. 이 경우 미국에서는 장수증후군속에 들어간다고 하고 있다.

2차적인 병에 의해 콜레스테롤이 저하되는 병으로서는 다음과 같은 것이 있다.

1 갑상선 기능 항진증(甲狀腺 機能 亢進症) 갑상선은 목 앞면 목젖 약간 밑에 있는 장기로 갑상선 호르몬은 몸의 물질대사 작용을 왕성하게 만든다. 이 장기의 분비가 이상하게 과도해지면 몸이 마르고 발한이 심해지며 안구표출 갑상선이 붓는다. 이것이 바세도병(Basedow's di ease)이다.

그리고 갑상선 호르몬의 작용으로 콜레스테롤이 저하된다.

2 간장병

간장은 전술했듯이 콜레스테롤 생산에 주요한 장기이다. 그 간장이 상하면 콜레스테롤은 감소한다. 간장병으로는 급성 간염이나 간경변이 있는데 급성 간염은 이로운 HDL 콜레스테롤이 저하되는 경우가 많다.

최선의 치료는 영양을 잘 섭취하는 것이다. 탄수화물을 충분히 섭취하는 동시에 식욕이 나면 단백질 음식, 육류, 계란, 우유 등을 섭취하도록 한다.

□HDL 콜레스테롤의 증가

콜레스테롤이 저하되는 항에서 설명한 가족성 저베타리포단백혈증과는 반대로 가족성 고HDL혈증이라는 것이 있다. 그 어떤 원인으로 가족 중 몇 사람이 HDL 콜레스테롤이 증가하는 것이다. 이들은 동맥경화증이 되는 율이 적기 때문에 장수 증후군이라고 한다. 그 후 고HDL 혈증인 사람 중에도 동맥경화증이 되는 사람이 있다는 것이 밝혀져 단순히 HDL 콜레스테롤이 높은 쪽이 좋다고 할 수만은 없다는 것도 알게 되었다.

HDL 콜레스테롤이 높아지는 원인으로써 다음과 같은 것이 있다.

① 적당한 알콜 음료

② 운동

③ 여성 호르몬

④ 담도 막힘

⑤ 금연

등이다.

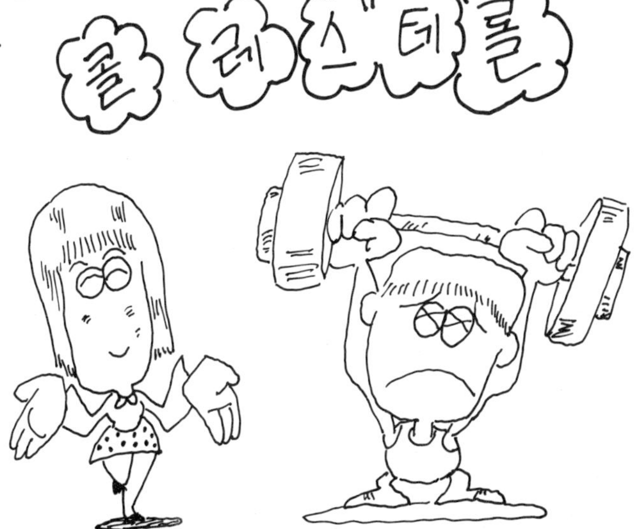

①의 알콜 음료는 고칼로리 식품이다. 과음을 하면 중성지방이 되어 피하에 축적된다. 게다가 간장에 부담을 주고 그 기능을 저하시킨다. 그 결과 해로운 LDL 콜레스테롤이 증가하는 것이다.

② 운동은 그 종류와 운동량에 따라 다르지만 마라톤 수영 스키는 HDL 콜레스테롤 증가가 분명히 확인되고 있다. 격렬한 운동이 아닌 가벼운 조깅이라도 HDL 콜레스테롤 증가를 조금이나마 볼 수 있으므로 가벼운 운동을 하는 편이 좋으나 운동을 시작하기 전에 몸의 정밀 검사(콜레스테롤이나 심전도 혈압 등)를 받고 의사의 지시에 따라 적당한 운동을 선택해야한다.

③ 여성 호르몬은 인슐린과 함께 HDL 콜레스테롤을 증가시키는 작용이 있다.

여성이 남성보다도 HDL 콜레스테롤치가 다소 높은 것은 여성 호르몬 분비에 의한 효과가 있기 때문이라고 한다.

인슐린은 당뇨병으로 인슐린이 부족할 때 주사로 체내에 넣으면 HDL 콜레스테롤치가 높아진다.

④ 담도 막힘은 담색이나 담관염 등 담도가 여러 가지 원인으로 막히면 담즙이 쌓여 콜레스테롤이 증가하고 또 HDL 콜레스테롤도 증가한다.

⑤가 금연인데 담배를 피우면 담배에 함유되어 있는 니코틴이 체내로 들어가 카테콜라민(Catecholamine ; 호르몬) 분비를 촉진시킨다. 이 카테콜라민이 교감신경을 자극하고 혈관을 수축시켜 심장 활동을 재촉한다. 그리하여 혈압이 오르면 혈관 벽에 압력이 가해지고 LDL 콜레스테롤이 그 벽에 들어간다. 또 HDL 콜레스테롤을 저하시키는 원인중 하나가 끽연이다. 해로운 LDL 콜레스테롤을 증가시키고 이로운 HDL 콜레스테롤을 줄이는 담배의 해에 대해 애연가 들은 꼭 주의해야 한다.

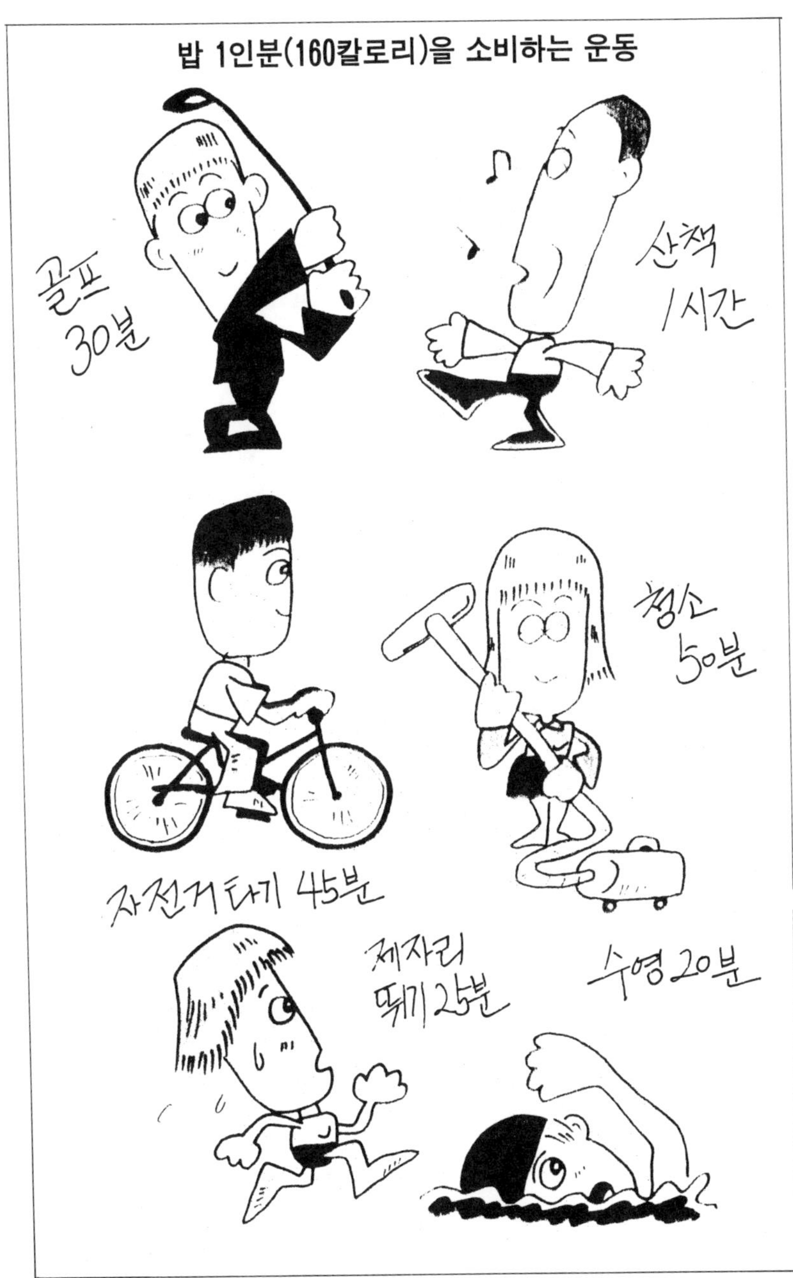
밥 1인분(160칼로리)을 소비하는 운동
골프 30분
산책 1시간
청소 50분
자전거 타기 45분
제자리 뛰기 25분
수영 20분

제 3 장

콜레스테롤과 병

콜레스테롤과 동맥경화증

동맥은 심장에서 내보내지는 혈액을 체내 모든 조직으로 운반하는 혈관이다. 심장에 혈액을 보내는 정맥에 비해 일반적으로 동맥은 벽이 두텁고 탄력성, 신축성이 풍부하다.

그러나 같은 동맥이라고 벽의 구조, 즉 내막이나 탄성조직, 근육조직, 섬유조직의 구성인 굵기가 일정하지 않다. 대동맥에서 말초 조직에 가까울수록 혈관 안지름은 점차 가늘어지고 동맥벽의 두께도 그에 비례하여 얇아져 간다.

따라서 혈관 안지름과 동맥벽 두께의 비율은 체내 조직에 따라 미묘하게 차이가 있다. 그리고 그것이 원인이 되어 체내 각조직에서는 다른 형으로 동맥경화가 일어난다.

동맥경화를 크게 나누어 보면 노화현상에 의한 동맥경화, 아테롬 변성에 의한 동맥경화 세동맥경화라는 세 가지형이 된다.

노화현상이라고 했지만 사람에 따라 빠르고 느린 차이만 있을뿐 동맥경화는 반드시 나타나는 증상이다. 병이라기보다 오랫동안 혈관을 사용한 결과라고 생각해도 좋을 것이다. 다만 고령자가 되어도 대동맥이 젊은 사람의 그것처럼 거의 동맥경화를 볼 수 없는 예도 있고 중년의 나이임에도 이미 동맥경화가 현저하게 나타나고 있는 예도 있는 것이다.

동맥의 벽은 다른 조직과 마찬가지로 영양을 취하고 여러 가지 물질을 받아들여서 또 그것을 밖으로 운반하는 역할을 반복하고 있다. 나이를 먹음에 따라 나타나는 하나의 현상은 그 세포막에서의 물질의 받아들이고 내보내는 스피드가 저하된다는 것이다. 그리고 원인은 알 수 없지만

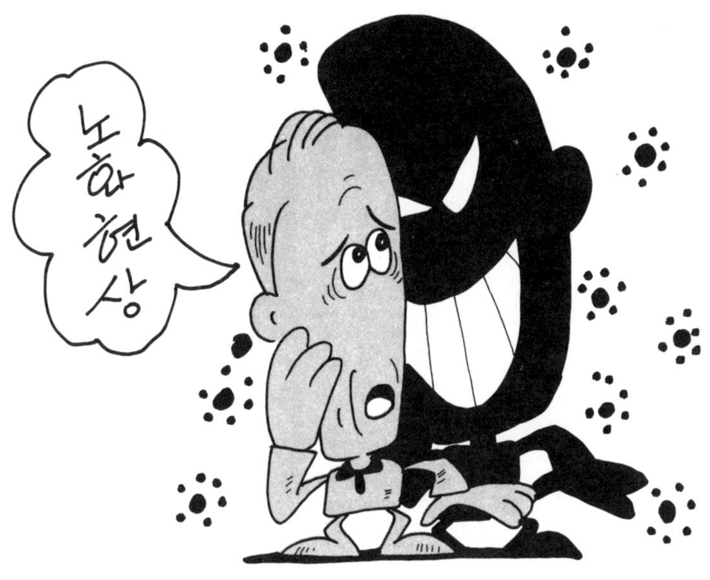

세포내에 물질이 침착되어 버린다. 이것은 동맥만이 아니고 다른 세포에서도 볼 수 있는 일이다. 그 결과 그 침착된 부분에 지방이 쌓여 동맥경화를 촉진시키는 원인이 된다.

동맥에는 외막과 중막, 내막의 세 개의 막이 있다. 그 내막의 안쪽을 혈액이 흐르고 있는데 그 내막에 리포단백(혈청 중의 단백에 지방이 결합된다)이 침착하여 선상의 약간 융기된 부분을 만든다. 이것이 모이면 아테롬이라는 노란색을 띤 다른 건강부보다 조금 불룩한 판상 물질을 만든다.

이 아테롬이 내막 밑에 있는 내탄성 섬유판 위에 생기면 탄력 섬유가 점차 파괴되고 드디어 동맥 중막에까지 나타나 중막의 평활근 섬유에 히브리노이드 변성이라는 비대와 변성이 생기고 만다. 또 아테롬이 내부로 녹아들어가 막이 박리되고 아테롬성 궤양을 만들어 그 궤양이 주위 칼슘에 침착된다. 이것을 죽상경화라고 한다.

세동맥경화라는 것은 가는 동맥의 대막과 중막에 일어나는 경화로

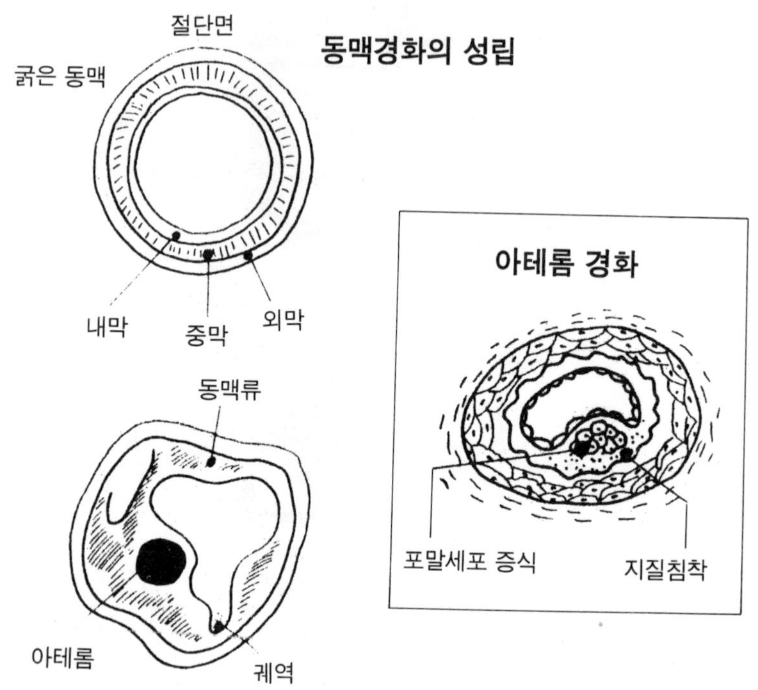

뇌나 간장의 세부에서 중요한 작용을 하고 있는 혈관에 일어나는 동맥경화이다.

탄력성을 잃은 혈관은 작은 자극으로 파괴되기도 하고 물질이 침착되는 경우가 많아져 내공이 좁아지고 혈액이 쌓인다. 이 상태가 뇌에서 일어나면 뇌출혈이나 뇌경색을 일으킨다. 심장의 관동맥에서 일어나면 심근경색을 일으키고 일석으로 심장으로 보내는 산소가 부족하면 협심증을 일으키는 것이다.

아테롬성 동맥경화(죽상경화)나 나이때문에 오는 동맥경화도 동맥이 벽세포 내부나 외면에 쌓여 있는 콜레스테롤은 혈청내 LDL 콜레스테롤에서 받아들여진 것임에 밝혀졌다.

동맥경화를 촉진시키는 원인으로서 고혈압, 당뇨병, 비만, 끽연, 음주, 정신적 스트레스 그리고 고지혈증이 있다. 거기에는 유전적인 것도 있고 체질적인 것도 있지만 고지혈증인 사람들이즉 혈청중 콜레스테롤(LDL)이 높은 사람들이 죽상경화증에 걸리기 쉽다고 함으로 LDL 콜레스테롤은 해로운 것으로 되어 있는것이다.

심근경색

심장병에는 태어나면서부터 심장이나 혈관 일부에 이상이 있어서 일어나는 선천적인 것과 등장한 뒤 그 어떤 장애에 의해 기능을 발휘할 수 없게 되는 것이 있다.

후천적인 것으로서는 판막증이나 세균성 심내막염, 심막염, 동맥경화증 협심증, 심근경색 등이 대표적인 병이다. 이중 동맥경화증에 그 원인을 둔 협심증 심근경색이 성인 병이라고 불리우는 병이다.

심장 근육에 영양과 산소를 보내고 있는 동맥을 관상동맥이라고 한다. 관상동맥은 심장의 출발점에서 좌우 2개로 나뉘고 더 가늘게 나뉘어 심장벽으로 퍼지고 있다.

심장이 끊임없이 움직이기 위해서는 심장 근육에 영양과 산소를 충분히 보낼 필요가 있다. 그것이 부족한 상태를 관부전이라고 한다. 관부전은 여러 가지 원인으로 일어나지만 특히 많은 것은 관상동맥 안쪽이 두터워져 그 때문에 내공이 좁아져 충분한 혈액이 흐르지 못해 산소가 부족한 경우이다. 이것은 관상동맥경화증이라고 하는데 이 상태가 되면 내공을 흐르는 혈액이 굳기 쉽다.

그러므로 혈관 내부가 막히면 혈전이 되고 그 관상동맥에 의해 영양과 산소가 보내지고 있던 심근의 세포조직이 죽어버리면 심근경색을 일으

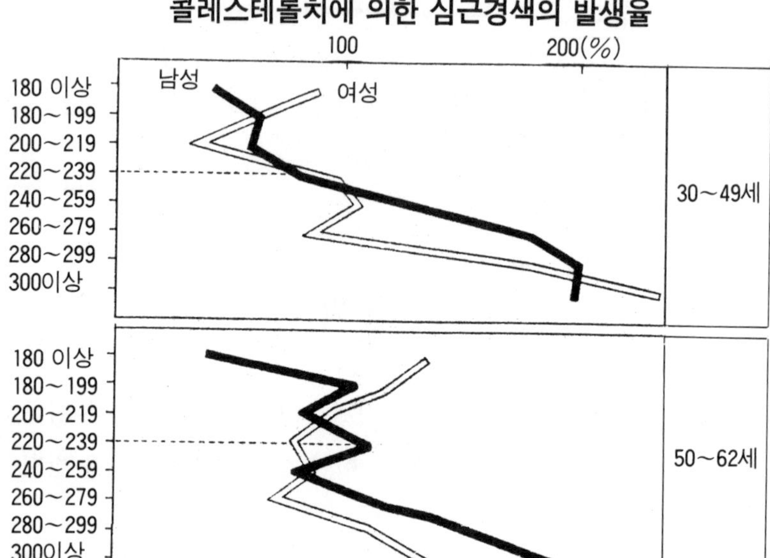

키는 것이다.

심근 경색과 콜레스테롤의 관계는 일반적으로 심근 경색은 혈청의 총콜레스테롤치가 높은 사람에게 일어나기 쉽다고 한다.

HDL 콜레스테롤치가 높은 사람이나 LDL 콜레스테롤치가 낮은 사람 또는 총콜레스테롤량이 낮은 사람은 동맥경화 증상이 잘 나타나지 않는다고 한다.

동맥경화증은 자각증상이 없는 까다로운 병이다. 아무런 고통도 없기 때문에 몸 내부에서 동맥이 어떤 상태로 있는지 본인은 알 수가 없다.

그러므로 우리들은 성인병 검사에 의해 동맥경화증의 변화 유무를 검사할 수 있을 뿐만 아니라 동맥경화를 촉진시킨다고 하는 혈청 중의 총콜레스테롤량이나 HDL 콜레스테롤량 또는 LDL 콜레스테롤의 상승이나 중성지방의 상승을 빨리 알 수 있고 이들을 촉진시킬 가능성이 있는 다른 병의 합병발견이나 식사, 끽연을 비롯한 생활태도의 반성

등에 충분히 주의해야 한다.

뇌졸중과 콜레스테롤

심장에서 혈액을 내보내는 관을 동맥이라고 하는데 심장의 활동에 의해 맥동하여 혈액을 내보내고 있다. 이 동맥 속의 압력을 혈압이라고 한다. 혈액을 몸 각조직으로 끊임없이 순화시키기 위해서는 그 혈액을 밀어내는 힘이 필요하다. 혈압은 각 장기 조직에 일정한 흐름을 계속 유지하고 있느냐 어떠냐 하는 기준이 된다.

혈액은 심장의 좌심실을 나와 대동맥에서 동맥계, 모세간계, 정맥계를 거쳐 대정맥 심장의 우심방으로 간다. 그리고 우심실로 들어가 폐동맥, 폐장, 폐정맥을 거쳐 좌심방으로 들어가 좌심실로 돌아간다. 이 좌심실에서 우심방까지의 순환을 체순환(또는 대순환)이라고 하고 폐장을 흐르는 순환을 폐순환(또는 소순환)이라고 한다.

혈압은 통상 동맥의 혈압을 측정한다. 고혈압이라는 것은 이 체순환계의 동맥계 내압이 높은 것을 의미한다.

건강한 사람이라도 혈압은 언제나 일정치를 유지하고 있지는 않다. 예를 들면 격렬한 운동을 했을 때는 심장에서 대량의 혈액이 내보내짐으로 동맥혈압은 높아진다. 혈압은 운동이나 기온, 정신적인 긴장에 의해 상당한 차이를 보이는 것이다.

고혈압인 사람과 건강인의 큰 차이점은 고혈압증인 사람은 작은 일에 의해서 혈압이 매우 높아지고 원래 혈압으로 돌아오기까지는 상당 시간이 걸리는 데 비해 건강한 사람은 혈압이 높아져도 조금 안정하면 단시간 내 원래혈압으로 되돌아온다는 점이다.

연령별 정상 혈압 평론치

연령	남		여	
	최고	최저	최고	최저
20～24세	128	76	118	72
25～29세	128	77	118	72
30～34세	128	78	120	74
35～39세	130	80	125	76
40～44세	134	82	128	78
45～49세	135	84	136	78
50～54세	140	86	141	86
55～59세	143	87	144	84
60～64세	150	87	151	87
65～69세	156	88	157	87
70～	162	86	164	78

혈압을 측정할 때는 최고혈압과 최저혈압 수치를 잰다. 최고혈압은 심장이 수축하여 동맥에 혈액이 대량으로 들어갈 때와 혈압이다. 최저혈압은 심장 확장이 끝나 모세관 정맥으로 들어가 동맥의 긴장이 풀렸을 때의 혈압이다.

혈압은 연령이 높아짐에 따라 올라가는 경향이 있다. 일반적 평상 혈압평균치는 그 나이에 90을 더한 숫자가 비교적 가까운 치라고 한다(표 참조).

나이가 20～40세까지는 평균 혈압이 정상 혈압을 나타내지만 40세 이상이 되면 정상 혈압에서 벗어나기 쉽다. 나이가 많은데도 최고혈압이 120mmHg 전후인 사람은 장수하는 경우가 많으므로 최고혈압 120～150mmHg. 최저혈압 90mmHg 이하의 범위라면 정상이라고 할 수 있을 것이다.

덧붙여서 고혈압이라는 것을 최고혈압 150mmHg 이상 최저혈압 90mmHg 이상인 경우를 말하며 저혈압은 최고혈압 90mmHg 이하인 경우를 말한다. 또 저혈압에 대해서는 최저혈압 수치는 정해져 있지 않다.

뇌졸중은 혈관의 혈액순환이 급격히 활동하지 않게 되어 뇌에 장애가 일어나는 상태를 말한다. 뇌졸중에는 이하의 경우가 있다.

뇌 혈액의 흐름이 일시적으로 감소했을 경우는 뇌연화를 일으키지 않아 원래대로 회복되는데 이것을 일과성 뇌허혈 발작이라고 한다. 뇌포의 혈액흐름이 멈추어 뇌 일부의 세포가 죽어 버리는 뇌연화가 되었을 때는 죽은 세포가 활동하던 기능을 잃게 된다. 이것을 뇌경색이라고 한다.

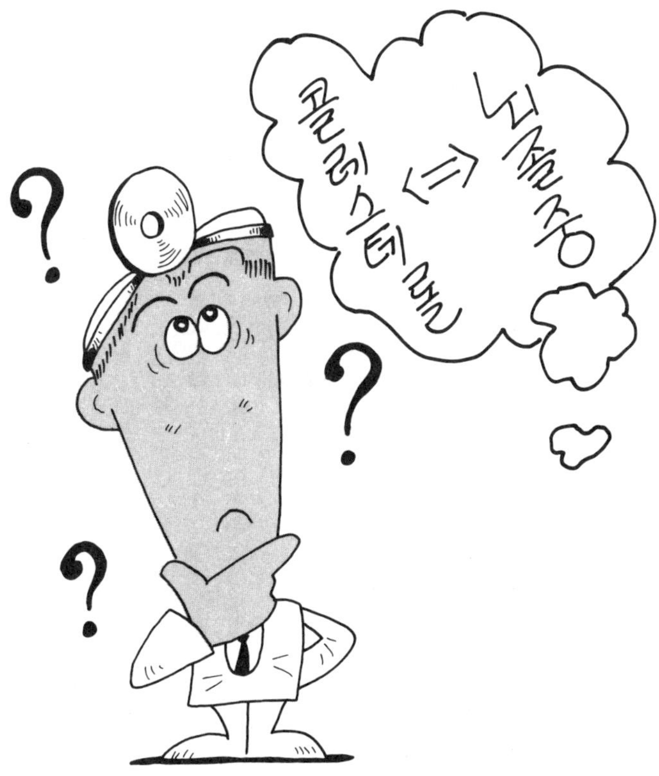

또 뇌졸중에는 그 외 뇌 혈관이 터져 출혈을 일으키는 뇌출혈이 있다. 뇌출혈은 뇌실질에 출혈이 있는 경우를 가리키는데 특수한 예로써 지주막하공이라는 뇌와 두개골 틈에 출혈을 일으키는 지주막하 출혈이나 경막하 출혈 등이 있다.

뇌혈관 장애는 콜레스테롤치가 높은 고혈압인 사람 또는 콜레스테롤치가 낮고 영양이 충분히 못한 다른 사람에게 일어나기 쉽다고 하는데 뇌혈관장애와 콜레스테롤의 관계는 앞으로 연구 조사를 더 해야할 현상이다.

콜레스테롤과 암

암은 현대 의학의 중요한 주제이지만 아직도 충분한 치료법이 확립되어 있지 않다. 현 단계에서는 조기 발견에 중점이 놓여 있다.

암 중에서 콜레스테롤 관계가 중시되고 있는 것은 최근 증가 경향을

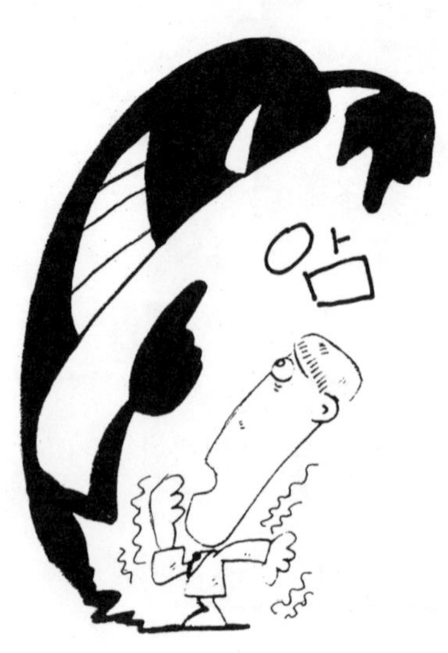

보이고 있는 대장암과 유방암이다. 콜레스테롤을 비롯하여 지방 섭취와 이들 암 발생 사이에 관계가 있다는 연구가 있고 또 왜 발암하는가 하는 연구가 진행되고 있다.

대장암의 경우 콜레스테롤 섭취량이 증가하면 담즙산의 분비가 증가되고 장 속에서 이 증가된 담즙산이 장내 세균 작용을 받아 물질로 변하고 이것이 대장암을 발생시킨다고 한다. 유방암의 경우 지방과잉 섭취에 의해 생기는 호르몬 변화가 발암으로 이어진다고 생각하고 있다.

식생활의 변화에 의해 콜레스테롤 섭취량이 증가 경향에 있고 이것이 특히 동맥경화와 관련된다는 점에서 주목을 끌고 있으며 암이라는 무서운 병과도 관계가 있을 수 있다. 그런 점에서도 우리들은 조기발견의 기회를 만들도록 주의할 필요가 있다.

또 어떤 종류의 간암 중에는 간암 세포의 콜레스테롤 합성에 일종의 폭주가 일어나 몸 속에서 콜레스테롤이 지나치게 많이 만들어지기 때문에 고콜레스테롤혈증이 일어나는 경우가 가끔있다.

담석증과 콜레스테롤

담석증은 담낭, 또는 담관 속에 돌이 생기는 병이다. 돌이라고 해도 담즙 성분이 굳어서 생긴 것으로 여러 가지 종류와 색을 띤다. 어째서 담석이 생기는지는 아직 분명치 않다.

담즙 성분은 콜레스테롤 비릴빈칼슘 등인데 이들 성분이 그 어떤 원인으로 밸런스가 깨져 콜레스테롤이나 비릴빈이 녹지 않고 침전되어 돌과 같은 결정이 된다고 한다.

담석증을 일으키기 쉬운 사람은 미식가나 대식가에게 많고 콜레스테롤 과식에 혈액중 콜레스테롤이 증가하지 않아도 혈즙중으로 배설되는 콜레스테롤은 확실히 증가한다. 동물성 식품 등 지방이 많은 음식을 섭취하지 않도록 하고 비만과 당분 섭취에도 주의한다.

당뇨병과 콜레스테롤

당뇨병은 췌장 호르몬인 인슐린이 부족하여 물 속에서 포도당 대사가 원할하지 못하여 소변에 당이 나오는 병이다.

포도당은 주로 곡류나 설탕 과일 등의 당질이 위나 장에서 소화되어 만들어 지는 것으로 혈액 중에 일정 농도를 유지하며 함유되어 있어 내장이나 근육의 에너지원이 된다.

한편 인슐린은 모든 에너지원으로 바뀔 때 필요한 호르몬으로 췌장에서 분비된다.

당뇨병은 인슐린을 만드는 췌장 내분비 선의 작용이 충분치 않아 일어난다. 당뇨병에 걸리면 인슐린 작용 부족 결과 혈액 중의 지질이 증가하여 고지혈증을 일으키는 경우가 많다. 질은 중성지방이 증가하는 경우가 많은데 콜레스테롤도 증가한다. 그리고 LDL 콜레스테롤이 증가하고 HDL콜레스테롤은 적어진다. 한편 지나치게 증가되어 있는 당분이 혈관벽에 상처를 내 혈관 장애를 일으켜 뇌졸중이나 심근 경색 등을 일으키기 쉽다.

비만과 콜레스테롤

비만도 몸의 지방조직이 이상하게 증가되어 있는 상태이다. 지나치게 살이 찌는 원인은 여러 가지가 있지만 최대의 원인은 과식이다. 많은 당질이나 지방은 중성지방이 되어 몸에 쌓여 비만이 된다.

비만일 때의 혈중지질 이상은 중성 지방고치이다. 콜레스테롤에 관해서는 상승일 경우와 정상일 경우가 있으나 HDL 콜레스테롤 감소도 특징적이다. 중성지방은 동맥경화를 촉진시키는 것들 중 하나로 육류 따위의 동물성 식품을 먹어도 그다지 증가하지 않지만 당질이나 알콜을 섭취하면 급격히 증가된다.

당질은 위나 장에서 포도당과 과당으로 분해되 간장으로 보내진다. 간장에서 글리코겐으로 합성되어 비축되는데 그 양은 100g 정도이고 그 이상 당질이 보내지면 중성지방이 되어 혈액 중으로 내보내진다.

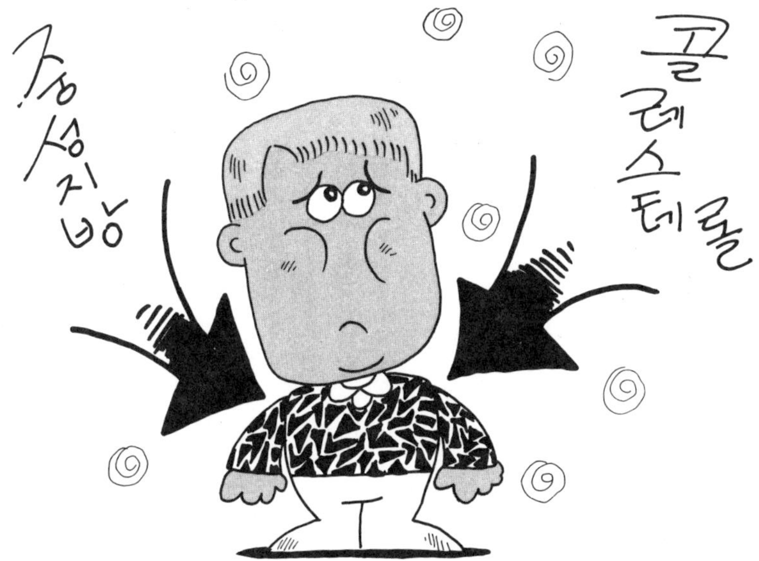

이 중성지방의 피하에 붙어 피하지방이 되어 살이 찌는 것이다.

비만은 표준체중을 정해 그 사람의 체중이 어느 정도 오버되어 있는지를 결정한다. 표준체중은 여러 가지 산출방법이 있으나 신장에서 100을 빼고 그 수에 0.9를 곱하는 방법이 널리 쓰이고 있다. 그리고 표준체중 10% 이상이 오버되어 있으면 비만이라고 한다.

비만이 문제가 되는 것은 성인병과 관계가 있기 때문이다. 고혈압이나 당뇨병, 협심증, 심근경색 등을 일으키기 쉬운 것이다.

비만은 그 일어난 원인에 따라 다르지만 통상은 인슐린의 작용이 저하되어 혈중 인슐린 양이 증가한다. 그리고 콜레스테롤이나 중성지방이 증가한다.

콜레스테롤은 비만도가 클수록 해로운 LDL콜레스테롤이 증가하고 이로운 HDL 콜레스테롤은 적어진다.

비만한 사람도 일반적으로 과식이 원인이다. 그러므로 우린 식사량을 줄이고 지질 당질 에너지원을 제한하는 것이 중요하다.

통풍과 콜레스테롤

통풍(通風)은 체내 음식물로써 섭취한 단백질 일종인 프림체가 분해되어 최종적으로는 요산이 되고 소장을 거쳐 배출되는데 이것이 제대로 기능을 하지 못해 체내에 요산이 많아져 관절이나 그 부근에 침착하기 때문에 일어나는 병이다.

통풍은 비만이나 고지혈증,고혈압,동맥경화증,신장 기능 장애 때 걸리기 쉬운 요인을 갖고 있다. 통증이 시작되기 전에 혈액 중에 요산이 증가하는 것이 일반적이다.

통풍인 사람은 비만할 때가 많으며 혈액 중의 중성지방이 늘고 HDL 콜레스테롤이 낮아진다. 선천적인 요인도 있으니 고칼로리, 고단백질 그리고 알콜 음료 과음이 원인으로 지적되고 있다. 프림체를 많이 함유하고 있는 상품(고기, 간장, 잔생선 등)을 제한하고 절주 감량을 한다.

스트레스와 콜레스테롤

우리들은 일상 생활 중 그 어떤 불안이나 걱정을 갖고 산다. 경영상의 어려움, 근무시간의 연장, 직장의 인간관계, 대인관계 가정내 불화현상에 대한 불만, 금전 문제, 이성 문제 등 예를 들자면 끝이 없을 정도로 여러 가지 문제가 산적해 있다.

지금 정신적인 스트레스에 의한 장애가 큰 문제로 떠오르고 있다. 성인병 모두가 그렇다고는 할 수 없으나 원인 중 하나로 스트레스가 꼽히고 있다. 정신적으로 괴로워하거나 고통을 받고 있으면 혈압이 올라가고 콜레스테롤이 증가한다. 이것은 스트레스가 교감신경을 자극하여 부신피질 호르몬작용이 충분히 이루어지지 않기 때문이라고 한다.

그러나 그 원인을 파악해도 그 어떤 해결책도 없을 때가 있으며 모든 것이 본인의 하기에 달린 경우도 있다. 어떤 사람은 스포츠로, 어떤 사람은 취미로 자기 자신의 스트레스를 해소할 대책이 필요하다.

쉽게 스트레스를 해소하는 수단으로는 끽연, 음주, 커피 등 기호품이 있다. 이들은 피로했을 때 기분을 전환시켜 한 때 여유를 줄 수는 있지만 담배나 커피나 어떤 일정량을 넘으면 혈관에 영향을 미쳐 동맥경화를 촉진시킨다.

기호품의 영향은 개인차가 있으면 어디까지나 건강 상태를 자각한

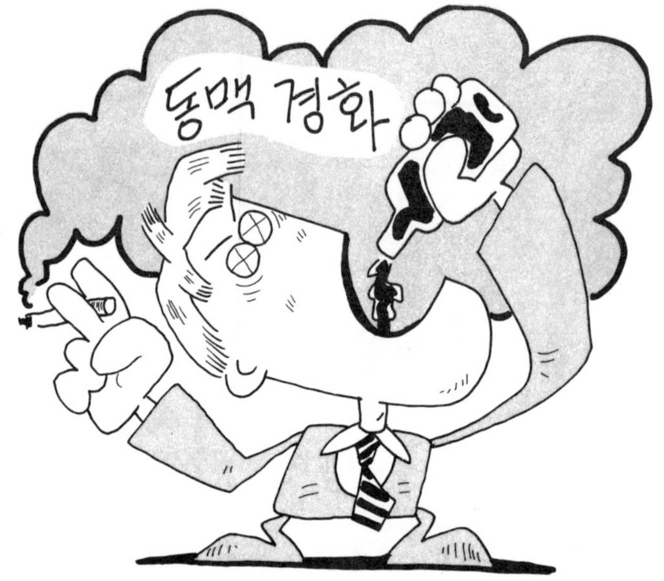

뒤 자신의 몸에 장애를 주지 않는 정도로 절제하는 것이 중요하다.

어린이 고콜레스테롤

요즘에는 고혈압 콜레스테롤이 많은 비만아가 늘고 있다. 여러 가지 원인이 있겠으나 최대의 원인은 식생활에 있다고 생각한다. 원래 한식 중심의 고유 식사는 서양인에 비해 콜레스테롤 치가 낮으나 최근에 육류가 많이 소비되고 미식, 과식 시대가 됨에 따라 콜레스테롤 문제가 크게 떠오르게 되었다.

가정 요리에도 육류가 많이 쓰이게 되어 아이들은 어려서부터 육식과 친해지고 있다. 아이들이 좋아하는 음식으로는 햄버거, 카레라이스, 스파게티가 손꼽히며 아이들이 잘 먹기 때문에 어머니들은 자꾸 식탁에 올리고 그 결과 콜레스테롤 치가 높아지는 것이다.

어린이 식사와 콜레스테롤에 관해서는 한 조사에 의하면 다음과 같은 점이 대두되고 있다.

① 아침 식사는 조금
② 간식이 많고 야식도 많다
③ 당분 당질이 많다.
④ 인스턴트 식품, 스낵 식품이 많다.
⑤ 식물 섬유 부족
⑥ 칼슘 섭취 부족
⑦ 비타민 B2 섭취 부족
⑧ 육류가 많고 어류가 적다
⑨ 식염 과잉 섭취
⑩ 편식이 심하다

①의 아침 식사를 조금 하는 것은 잠꾸러기가 많기 때문일 것이다.

② 간식, 야식에 대해서는 맞벌이 문제도 있으나 간식에 관해서는 과보호 영향도 있지 않을까? 용돈으로 쉽게 스낵, 청량음료를 사 먹는 것도 생각해 봐야 할 일이다. 또 사회 문제의 하나로 '학원'에 다니는 아이가 많아 그 결과 간식 야식으로 과자 인스턴트 식품을 먹을 기회가 많아졌다.

③의 당분 당질에 대해서는 역시 아이들은 단 것을 좋아한다. 과자나 케익, 초콜릿 등 평소에 별 생각없이 구입하여 먹는다.

⑤의 식물섬유에 대해서는 식물섬유에는 펙틴과 셀룰로스가 함유되어 있는데 펙틴은 콜레스테롤 저하에 효과가 있는 물질이다. 식물섬유가 많은 식품으로는 바나나, 사과, 살구, 딸기, 등 과일과 감자, 당근, 무, 양배추, 호박, 연근 마 등의 야채가 있다. 과일은 별도로 치고 아이들은

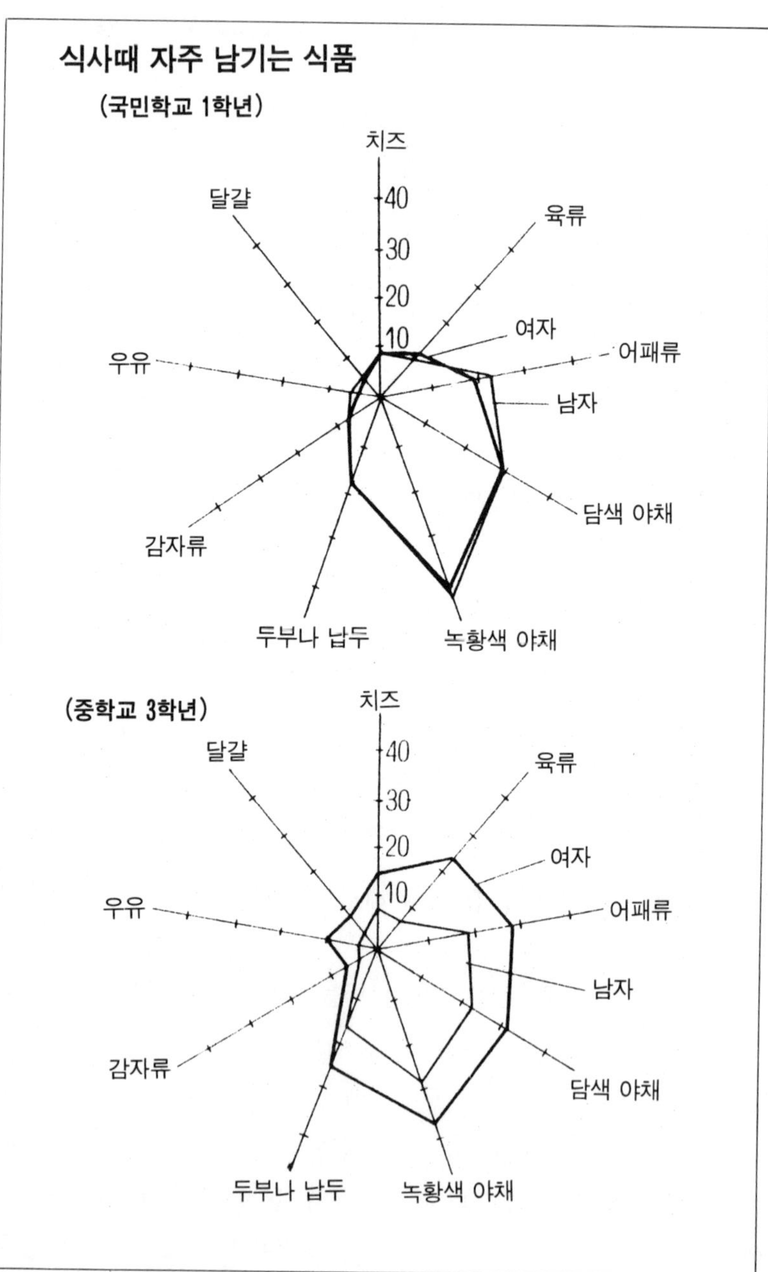
식사때 자주 남기는 식품
(국민학교 1학년)
치즈
40
30
20
10
육류
여자
어패류
남자
담색 야채
녹황색 야채
두부나 납두
감자류
우유
달걀
(중학교 3학년)
치즈
40
30
20
10
육류
여자
어패류
남자
담색 야채
녹황색 야채
두부나 납두
감자류
우유
달걀

야채를 그다지 좋아하지 않는다. 먹는다 해도 겨우 감자 정도.

식물섬유는 매일 많이 먹음으로 해서 변비를 방지할 뿐만 아니라 동맥경화나 비만, 당뇨병 등의 예방도 된다. 식물섬유는 소화가 되지 않고 수분을 흡수하는 작용이 있어 장내에서 양이 증가해서 그것이 장을 자극하여 활발히 활용하게 한다. 또 장내에 있는 유독 물질을 약화시키고 흡수하여야 빨리 체외로 배출하는 작용이 있다.

문제는 식물섬유를 많이 함유하고 있는 쌀을 비롯하여 곡류나 감자, 두류,야채,과일 등을 아이들에게 어떻게 먹이느냐이다. 보통 아이들은 야채를 싫어하는 경우가 많기 때문에 이것이 매우 어려운 것이다.

1일 분량으로써 성인은 야채 300g, 과일 200g, 감자류 100g을 섭취하면 영양 밸런스가 잡힌다고 함으로 이 양에 가깝게 곤약 버섯 채소류를 메뉴에 짜 넣자.

⑥ 칼슘의 1일 필요량은 국민학생에서 중학생까지는 600mg 고등학생은 800mg이다. 칼슘을 많이 함유하고 있는 대표적인 식품은 우유인데 200mg 칼슘은 200mg이다. 아이들은 보통 매일 200mg 정도는 급식으로 내고 있으나 부족분은 다른 식품으로 보충해야 한다. 잔 생선이나 새우 등에는 칼슘이 많이 함유되어 있으나 매일 먹기 곤란할 것이다. 두부나, 유부, 무, 당근과 미역 김 등의 해조류를 함께 섭취하면 부족분이 보충된다.

⑦의 비타민 B2인데 비타민 B2가 부족하며 아이 성장이 늦어진다. 일반적으로는 구강내나 입술 점막이 상하고 설열, 구각염(口角炎), 구순염 등을 일으킨다.

비타민 B2가 많이 함유되어 있는 식품으로는 배아, 효모, 간장, 육류, 우유, 계란, 두류, 녹황야채, 해초류 등이 있는데 앞항에서 칼슘을 함유하고 있는 식품과 중복되는 것이 있으므로 양자를 함께 생각해 볼 필요가

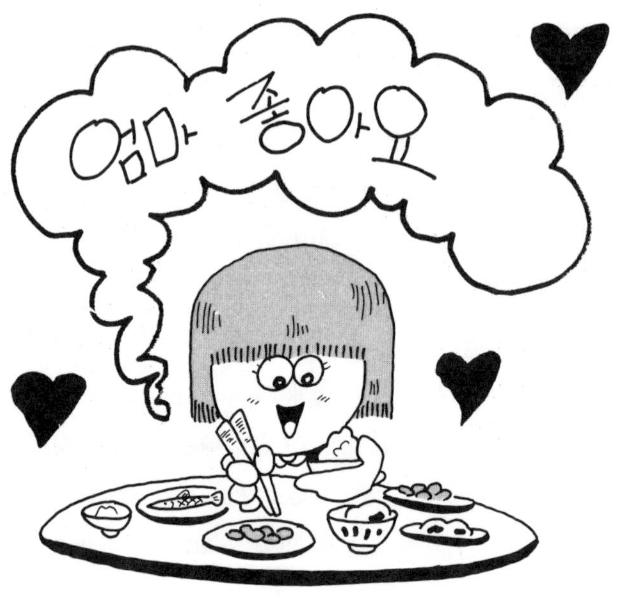

있다.

⑧의 어류인데 육류에는 포화지방산이 함유되어 있어 혈중 콜레스테롤치를 높인다. 그러나 어류에는 불포화지방산이 함유되어 이것은 혈중 콜레스테롤치를 내리는 작용을 갖고 있다. 그리고 어류에는 EPA(에어코사펜타엔산)이 많이 함유되어 있고 EPA는 동맥경화를 예방하고 혈전을 만들지 못하게 한다고 한다. 또 EPA외에 DHA(드코사헥사엔산)가 매우 많이 함유되어 있다. 이 물질은 여러 가지 작용이 있으나 그중에서도 혈관을 확장시키고 혈액을 응축시키는 작용이 있다. 이것이 동맥경화 예방으로 이어지는 것이다.

이와같이 귀중한 불포화지방을 비롯하여 EPA, DHA를 지니고 있는 어패류이지만 안타깝게도 아이들은 물론이고 성인들조차 식탁에서 볼 기회가 적다. 조리방법을 잘 연구하여 가능한 많이 섭취하도록 하자.

⑨ 식염 과잉 섭취인데 이것은 말할 것도 없이 혈압 상승으로 이어진

다. 식염의 성분은 나트륨과 크롤인데 이 나트륨이 체내에 많아지면 수분이 체내에 쌓이고 세포외 액량이 증가하여 그 결과 순환혈액량이 증가하여 혈압이 상승한다.

그러나 나트륨은 근육이나 신경의 흥분을 가라앉히고 혈장 등 세포외액의 침투압을 유지하고 체액의 알칼리성을 유지하는 등 중요한 작용이 있다. 또 크롤도 위액의 재료가 되고 혈액의 산도나 침투압을 유지하는 작용이 있다. 따라서 식염은 체내에는, 필요한 영양소인 것이다.

식염의 1일 필요량은 최저 3g을 섭취하면 된다고 하는데 우리는 12~25g의 식염을 섭취하고 있다. 이것은 지나친 것이므로 1일 10g 고혈압인 사람은 8g 이하는 줄여야 한다.

⑩의 편식은 아이나 성인이나 누구나 편식 습성을 갖고 있다. 자신이 좋아하는 식품만 먹으면 건강을 유지할 수 없으므로 1일 30가지 이상을 섭취하도록 노력해야 한다.

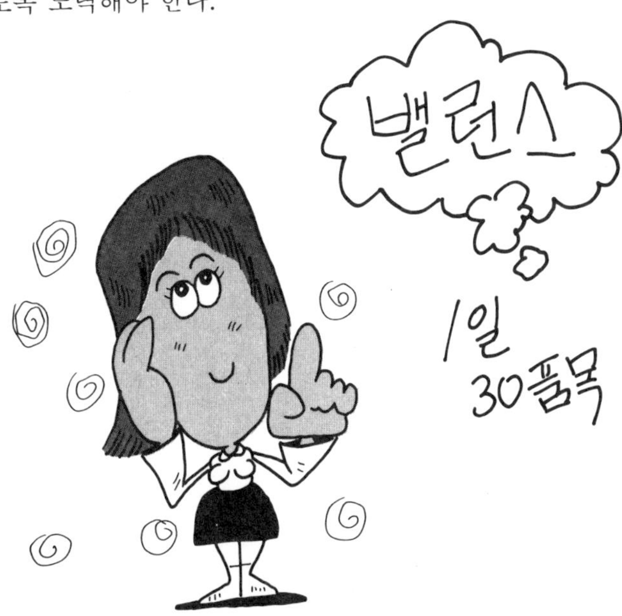

제 4 장

콜레스테롤과 식생활

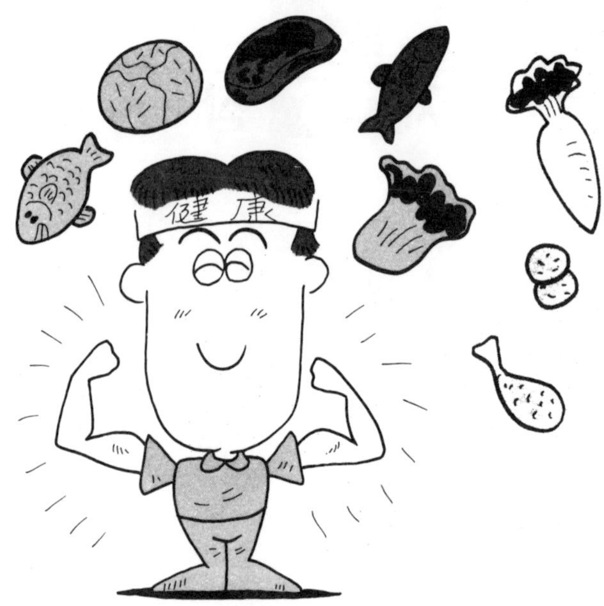

식생활을 다시 살펴보자

최근 우리의 콜레스테롤치가 상승하여 서양인의 수치에 가까워지고 있다. 그 원인은 식생활 변화에 의한 것으로 곡류 중심의 메뉴에서 빵, 육류 중심의 형으로 바뀌고 있기 때문이다.

콜레스테롤치를 높이지 않기 위해서는 우선 식생활을 다시 살펴보고 조절해야 한다. 그리고 일상생활을 규칙적으로 보낸다. 무리하지 말고 스트레스를 발산하려 노력한다.

최근 우리의 식사를 보면 종류도 다양해지고 양도 늘고 게다가 맛도 짙어졌다. 시험 삼아 당신이 대하고 있는 식사 내용을 1주일간 메모하기 바란다. 그 메뉴를 보면 의외로 한 패턴의 정해진 식품을 먹고 있다는 것을 알게 될 것이다. 그런 식으로는 영양이 편중되고 대식을 하게 되어 자신도 모르는 사이에 병에 걸리는 원인이 되는 것이다.

각국의 식량 섭취 특징

나라	미국	프랑스	영국	이태리	스페인
총칼로리	3393	3340	3150	3363	3039
곡류	641	757	721	1260	751
감자류	94	168	192	71	207
설탕	596	377	544	328	321
두류	82	34	33	81	118
야채 과일	159	161	113	216	235
육류	755	729	539	462	445
달걀	65	56	59	46	61
어류	21	35	15	30	68
우유	410	548	506	322	272
유지	553	448	408	538	550

어느 정도 연령에 달하면 식사에 대한 생각을 바꾸어야 한다. 면류를 좋아한다고 해서 점심 저녁을 모두 우동 라면으로 해결하면 분명히 염분을 과잉 섭취하게 된다. 빵을 좋아한다고 해서 토스트에 버터 또는 잼 그리고 커피, 홍차에 설탕을 넣어 먹는 것은 걱정스러운 식사이다.

여러 가지 식품을 골고루 섞어서 위 잡식(양식, 한식 중국식)의 형으로 식사를 구성해 볼 생각을 해야 하는 것이다.

몸의 건강을 위해 먹는 식품이지만 과식이나 편식을 하게 되면 몸에 해를 주는 결과도 초래한다. 콜레스테롤도 몸에 어느 정도는 필요하지만 그 양이 넘으면 몸에 그리고 건강에 여러가지 장애를 가져온다.

콜레스테롤은 그 양만 지키면 몸에 좋은 것이다. 다만 식생활을 바꾼다고 해서 콜레스테롤 치를 높이지 않을 궁리만 하는 것이 아니라 바른 영향지식을 갖고 편중 됨이 없는 영향적으로 균형잡힌 식생활을 영위하는 것이 중요하다.

콜레스테롤이 많은 식품

'고콜레스테롤 동맥경화'라고 하면 곧 계란이나 우유, 쇠고기, 돼지고기 등이 해로운 식품의 대표자로 꼽힌다. 분명히 이들 식품은 콜레스테롤을 많이 함유하고 있으나 절대 먹지 않는다는 생각은 칭찬할 말한 것이 못 된다.

콜레스테롤은 몸에 필요한 것이지만 체내에서도 만들어짐으로 어지간한 장애가 아닌한 부족한 경우는 없다. 과잉이 문제다

계란은 100g 중 470mg(날 것)의 콜레스테롤이 함유되어 있으나 단백질을 비롯하여 여러 가지 영양소를 함유하고 있는 영양가 높은 식품이

당분의 칼로리	설탕	흑설탕	꿀	미림
80kcal분	21g	25g	26g	35g

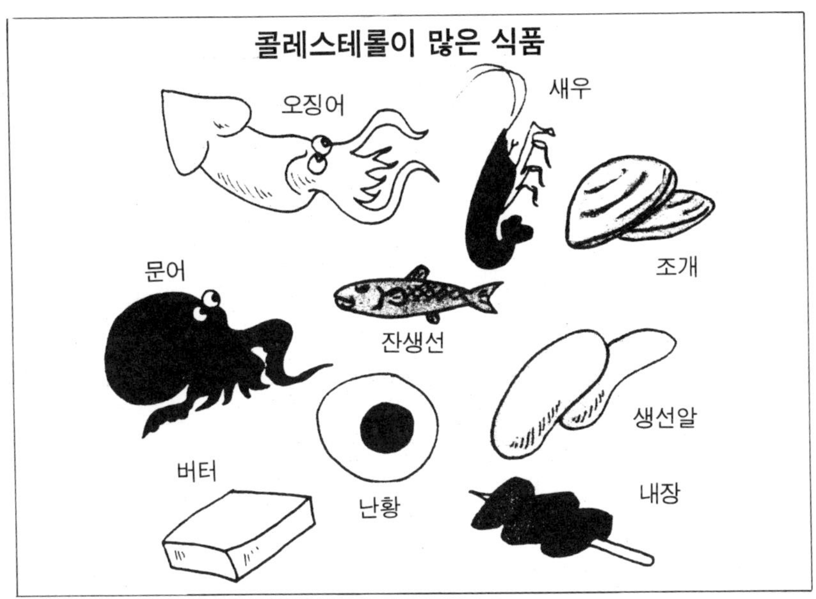

다. 특히 성장기 어린이들에게 빼 놓을 수 없는 식품이다.

문제는 그 양에 있다. 콜레스테롤 치가 높은 사람은 의사로부터 식이요법 제한을 받고 있으면 그 지식에 따른 양을 12 외 사람이라도 1회에 2개나 3개를 먹는 것은 삼가한다.

달걀 1개는 큰 것이 70g 작은 것이 50g이다. 따라서 큰 것 1개(70g이라 하고)에는 콜레스테롤이 329mg 함유되어 있다. 그리고 난황 100g에는 1300mg 흰자 알 100g에는 1mg의 콜레스테롤이 함유되어 있다. 즉, 콜레스테롤의 난황 쪽에 많이 함유되어 있고 흰자에는 거의 함유되어 있지 않다.

달걀 요리 때 콜레스테롤이 많은 사람은 난황을 빼고 흰자만 섭취하면 콜레스테롤 걱정은 없다고 할 수 있다.

또 메추리알도 100g 중 콜레스테롤이 470mg 함유되어 있으나 메추리알 1개의 양은 보통 10g이므로 콜레스테롤은 47mg 함유되어 있는 것이다.

달걀이나 메추리알에 콜레스테롤이 많이 함유되어 있으나 당연히 어류의 알에도 콜레스테롤은 많이 함유되어 있다.

다음에 콜레스테롤을 많이 함유하고 있는 식품으로 쇠고기나 돼지고기, 닭고기 등의 육류가 있다.

육류는 기름기가 많은 부분의 고기는 분명히 콜레스테롤을 많이 함유하고 있으나 붉은 살이라고 일컬어지는 부분은 그다지 콜레스테롤이 많지 않다. 따라서 콜레스테롤을 걱정하여 육류를 일체 먹지 않는다는 것은 옳지 않은 일이다. 쇠고기나 돼지고기의 기름기를 제거한 고기나 닭고기 가슴살은 양질의 단백질을 함유하고 있다. 이 단백질이 부족하면 오히려 몸에 여러 가지 장애가 일어난다.

육류에서 콜레스테롤을 많이 함유하고 있는 부위는 내장 부분이다. 돼지고기는 혀, 심장, 간, 신장, 위장 등이 그것이다.

예를 들면 100g 중 혀는 110mg, 심장은 110mg, 간은 250mg, 신장은 290mg, 위장은 180mg의 콜레스테롤을 함유하고 있다.

또 쇠고기의 경우도 100g 중 혀는 100mg, 심장은 110mg, 간은 240mg, 신장은 310mg, 위장 190mg, 꼬리는 75mg의 콜레스테롤을 함유하고 있다.

그리고 닭고기 경우도 100g 당 혀 160mg,간 370mg, 모래 주머니 200mg, 장은 210mg 껍질(가슴 양쪽다리), 120mg의 콜레스테롤을 함유하고 있다.

이들은 구이의 재료로 술안주로 쓰이므로 매일 먹지는 않지만 한 번에 많이 먹지 않도록 한다. 콜레스테롤이 많은 사람은 피하는 편이 무난하다. 덧붙여서 쇠고기나 돼지고기, 닭고기의 가슴살은 대체로 60mg 전후의 콜레스테롤을 함유하고 있다. 따라서 과식하지 않는 한 안심하고

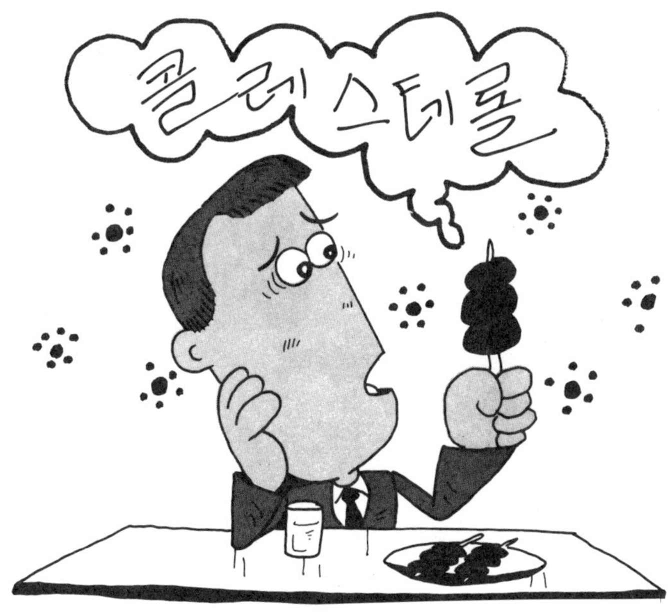

먹을 수 있는 식품이다.

자주 우유도 콜레스테롤을 많이 함유하고 있는 식품이라고 하는데 100ml당 보통 우유나 가공우유는 11ml, 요구르트(전지 무당)는 11ml, 유산균음료는 1ml밖에 함유되어 있지 않다. 따라서 우유는 양질의 단백질 외에 귀중한 칼슘의 보급원이 됨으로 성장기 어린이들은 물론 나이를 먹어감에 따라 뼈가 상하기 쉬워짐으로 매일 300ml을 마시는 것이 좋다.

어류는 양질의 단백질을 함유하고 있으며 칼로리는 육류보다 낮은 것이 많다. 그러나 종류에 따라서는 콜레스테롤을 많이 함유하고 있는 것도 있다.

성분으로서는 몸에 필요한 비타민 A , 비타민 B, 칼슘, 인 등을 함유하고 있다. 그러나 장기 보존을 위해 식염을 첨가하여 콜레스테롤에 영향을 미친다.

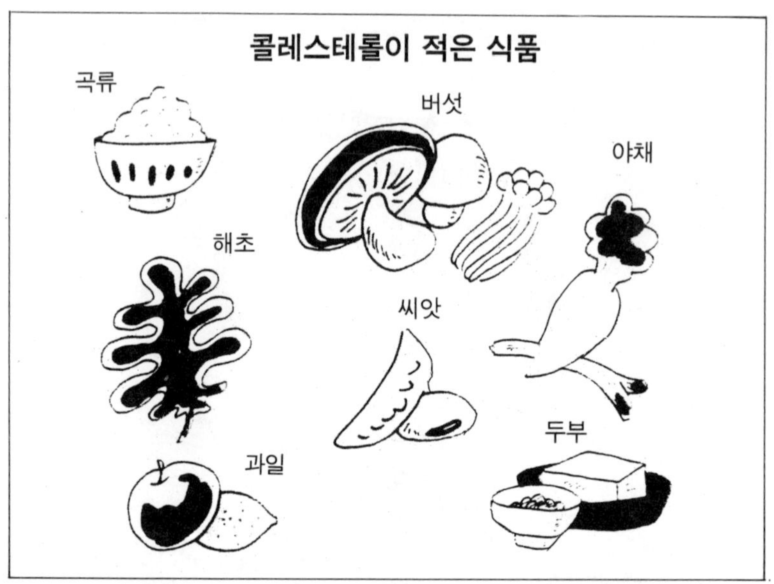

또 뼈나 내장을 함께 먹을 수 있는 잔 생선류도 콜레스테롤을 매우 많이 함유하고 있는 식품이다. 예를 들면 정어리 말린 것은 100g 당 콜레스테롤을 110mg 함유하고 있다. 멸치 말린 것이 250mg, 미꾸라지 180mg의 콜레스테롤을 함유하고 있다.

잔 생선은 비타민 A나 칼슘의 주요한 보급원이지만 콜레스테롤 치가 높은 사람은 대하는 것이 무난하다. 그외의 사람은 단품이 아닌 첨가물로써 극히 소량 먹을 때는 걱정할 필요 없다.

어패류에는 타우린(taurine)이라는 아미노산이 함유되어 있다. 타우린은 유황을 함유하고 있는 아미노산인데 인간의 간장에서 콜레스테롤을 담즙산으로 분해 촉진시키는 작용이 있고 혈액중의 콜레스테롤 농도를 낮춘다. 특히 정어리, 낙지에는 이 타우린이 매우 많아 500mg이나 된다.

따라서 콜레스테롤이 많다고 해도 그 양, 또는 조리법만 주의하면 결코 두려워할 식품이 아니다. 마른 오징어나 소금에 절인 것을 피하고 다량으로 먹지 않으면 안전한 것이다.

또 새우의 경우도 100g 당 천연적인 것 150mg, 양식한 것 190mg 등 상당한 콜레스테롤을 함유하고 있다.

그러나 타우린은 해조류를 제외한 식물성 식품에는 극히 소량만이 함유되어 있다. 동물성 식품 특히 어패류에 많이 함유되어 있으므로 콜레스테롤치가 높은 사람은 그렇다 치고 다른 사람들은 결코 피할 필요가 없는 식품이다.

외식에 주의한다

가정에서 아침 점심, 저녁, 세 끼를 하는 사람은 그 메뉴에도 신경을 쓰고 영양적으로도 균형있는 식사를 할 수 있다.

그러나 가정 외에서 일을 하고 있는 사람, 독신자들은 점심 또는 저녁도 외식을 할 기회가 많다. 특히 점심은 많은 사람들이 외식 중심으로, 도시락을 지참하는 사람은 적을 것이다.

외식에서 주의해야 할 것은 일품요리이다. 돈까스나 카레라이스, 햄버거, 라면 등 한 그릇으로 끝나는 요리다.

이들은 싼 가격, 짙은 맛으로 손님을 끈다. 그러나 칼로리, 콜레스테롤, 영양 밸런스를 고려한 식당을 찾기란 쉽지 않다.

예를 들면 돈까스는 라이드(돼지기름)를 사용하는 곳이 많다. 그 외 식물성 기름은 쓴다고 해도 질이 떨어지는 것을 사용한다. 게다가 설탕과 식염을 듬뿍 사용한다.

외식이라도 주에 한두 번이라면 콜레스테롤 치가 높은 사람이라도 그다지 걱정할 것 없으나 매일 한 끼나 두 끼를 먹을 경우에는 몸에 이상을 초래하지 않을 수 없다.

영양의 밸런스란 한 끼 한 끼를 생각하는 것이다. 하루에 30가지 식품을 목표로 하라고 할 때 아침 식사가 토스트에 마아가린 우유, 야채 등의 양식이었다면 점심(외식)때는 한식을 먹고 저녁은 느긋하게 양식 메뉴를 맛보도록 하면 좋을 것이다.

콜레스테롤이 많이 함유되어 있는 식품을 먹을 때에는 그와 함께 식물성 단백질을 적당히 섭취하여 콜레스테롤 증가를 막도록 한다.

독신자 또는 업무가 바쁜 사람은 식사가 외식이 주가 되는 경향이 있으나 가능한 다양한 한식, 어류 중심의 식사를 하도록 한다.

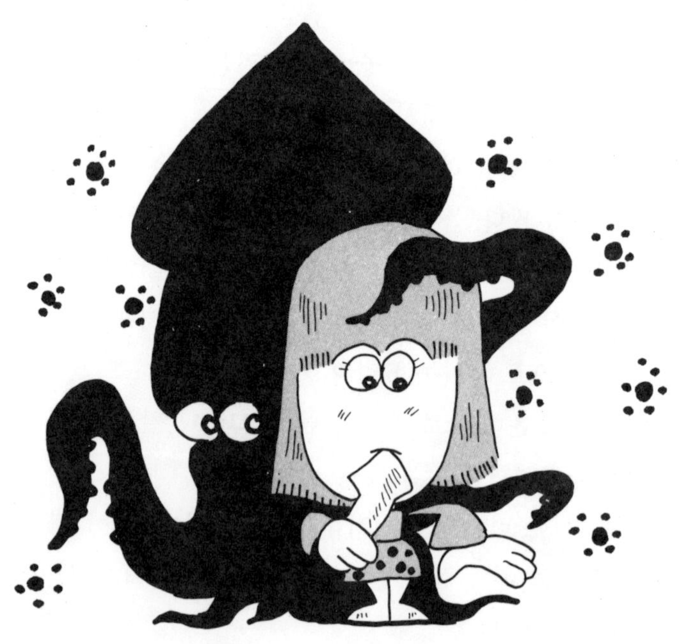

식염 과잉 섭취에 주의한다

곡류를 비롯하여 야채, 두류, 과일은 콜레스테롤은 거의 함유하고 있지 않다. 따라서 콜레스테롤을 일체 섭취하지 않는 메뉴를 생각한다면 식물성 식품을 중심으로 하면 가능할 것도 같지만 그래서는 양질의 동물성 단백질이 부족해져 오히려 몸에 나쁜 영향을 미친다. 적당한 동물성 단백질을 섭취하고 식물성 식품을 풍부하게 섭취할 때 영양의 밸런스가 잡히는 것이다.

콜레스테롤에 너무 신경을 쓰다 보면 염분을 잊게 된다. 염분이 많은 식사를 계속하면 혈압이 높아져 동맥경화가 촉진된다. 특히 외식을 많이 하는 사람은 국, 면류에 주의할 필요가 있다. 면류의 스프를 최후의 한 방울까지 먹지 않으면 성에 차지 않는 듯한 느낌은 버리는 것이 좋다.

간장은 가능한 엷게 사용하다.

또 콜레스테롤치가 높은 사람은 생야채에 치는 마요네즈에 주의해야 한다. 마요네즈는 샐러드유와 식초 난황으로 만들며 콜레스테롤과 식염이 상당량 함유되어 있다. 후렌치 드레싱도 마찬가지로 염분이 많으므로 주의한다.

1작은술의 식염 함량(g)	소금	간장	된장	고추장
	5	0.9	0.7	0.3

지방과 기름

지방산을 크게 나누면 포화지방산과 불포화지방산 두 가지 타입이 된다. 포화지방산은 다른 물질과는 결합하기 어렵고 안정된 지방산으로 보통 온도에서는 굳는다. 불포화지방산은 다른 물질과 결합하기 쉽고 특수한 지방산으로 보통 온도에서는 액상이 된다.

포화지방에는 라우린산, 파르미틴산, 스테아린산 등이 있는데 소의 기름, 돼지의 기름, 코코넛유 등의 굳은 형 지방에 함유되어 있다.

포화지방산은 콜레스테롤을 늘리는 작용이 있으므로 식품에 콜레스테롤량이 적어도 포화지방산을 많이 함유하고 있으면 결과적으로는 체내 콜레스테롤이 증가하는 것이다.

포화지방산은 굳어 있는 기름이라고 기억하기 바란다. 즉 우지(牛脂), 라드(lard), 야자유 외에 육류 가공품인 버터나 치즈(개중에는 포화지방

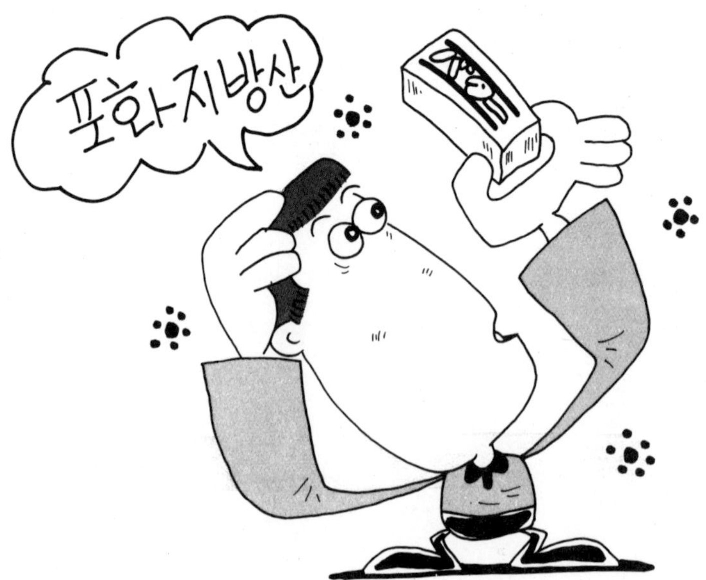

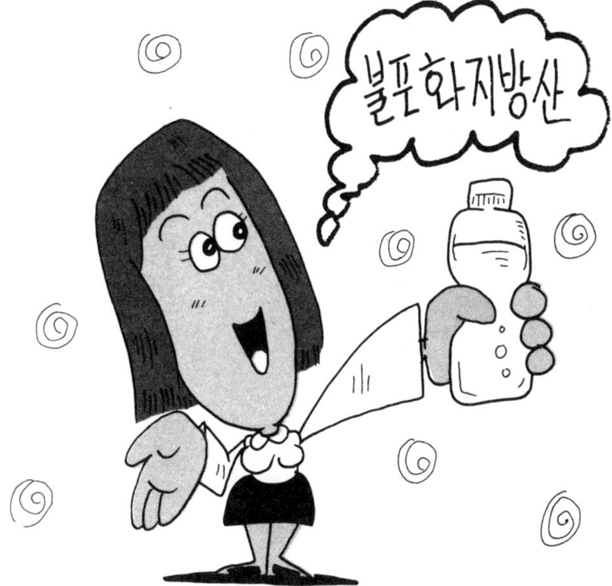

산이 적은 것도 있다.), 크림 그리고 우유나 버터를 원료로 하고 있는 케익, 과자류, 알류의 난황, 육류의 기름기가 붙어 있는 부분이 포화지방산을 많이 함유하고있는 식품이다.

불포화지방산에는 리놀산, 리놀렌산, 아리키돈산 등이 있는데 식물성유라고 일컬어지는 대두유, 들기름, 참기름, 면실류, 옥수수기름 등 액상형 지방에 함유되어 있고 물론 샐러드유라는 명칭의 기름도 불포화지방산이다.

불포화지방산은 콜레스테롤 치를 저하시키는 작용이 있고 그것은 주로 리놀산(비타민 F)이 중심이다. 특히 쌀눈기름, 소맥아유, 옥수수기름, 해바라기씨 기름은 콜레스테롤 치를 내리는 작용이 크다고 하며 대두유, 면실류 등은 그다지 큰 작용은 없다고 한다.

불포화지방산은 액상의 기름이라고 기억해 두자. 야자유를 제외한 식물성 기름(샐러드유 포함)외 어유 등이 불포화지방산을 많이 함유하고 있는 식품이다.

포화지방산은 분명히 콜레스테롤을 증가시키고 불포화지방산은 콜레스테롤을 저하시키지만 체내에 있어서는 양쪽 모두 필요하다. 동물성 1에 대해 식물성 2의 비율을 취하도록 지도하고 있다.

대표적인 식품은 버터와 샐러드유인데 이 이외에도 매일 먹고 있는 육류나 어패류, 난황, 우유, 두부, 곡류 등으로 지방 섭취량의 반 정도를 취하고 있다. 이 지방의 밸런스를 동물성 1에 식물성 2의 비율로 해야 하는데 외식이 중심인 사람은 이 밸런스가 깨지기 쉽다.

예를 들면 양식 메뉴에는 독특한 향과 풍미가 있는 버터를 듬뿍 사용하는 것이 많고 고로케나 돈까스는 라드나 동물성 유지를 사용하여 튀기며 중화요리에는 라드를 빼 놓을 수 없다. 또 고기를 갈아서 이용한 메뉴도 지방이 많이 함유되어 있다. 가정에서는 고기를 갈 때 기름기를 떼어내지만 외식의 경우는 그렇지가 않을 것이다. 따라서 햄버거나 햄버그스테이크를 사먹고 있는 사람은 재료로써의 유지 외에 고기 자체에서도 동물성 지방을 상당량 섭취하게 된다.

그 외 인스턴트 식품 레토르트 식품(retrotable pouch)도 지방이 많이 함유되어 있다. 인스턴트 라면에는 라드나 야자유가 들어 있는 것이다.

1일 필요한 에너지량을 100이라 하면 단백질 20%, 지방 30%, 당질 50% 배분이 이상적이다.

당질은 밥이나 빵 면 등의 곡류 설탕 과자류도 섭취하고 단백질은 육류, 어패류, 두류와 그 가공품, 달걀, 우유와 유제품으로 섭취하고 지방은 앞에서 이야기한 단백질은 식품외에 샐로드유 마아가린 버터 생크림 등으로 섭취한다.

성장기 어린이들에게 지방은 빼 놓을 수 없는 영양소이지만 그 섭취방법에 문제가 있다. 예를 들면 육류라도 부드러운 고기, 간 고기를 좋아하며 햄버거나 미트볼 만두 등이 식탁에 오르는 기회가 많다.

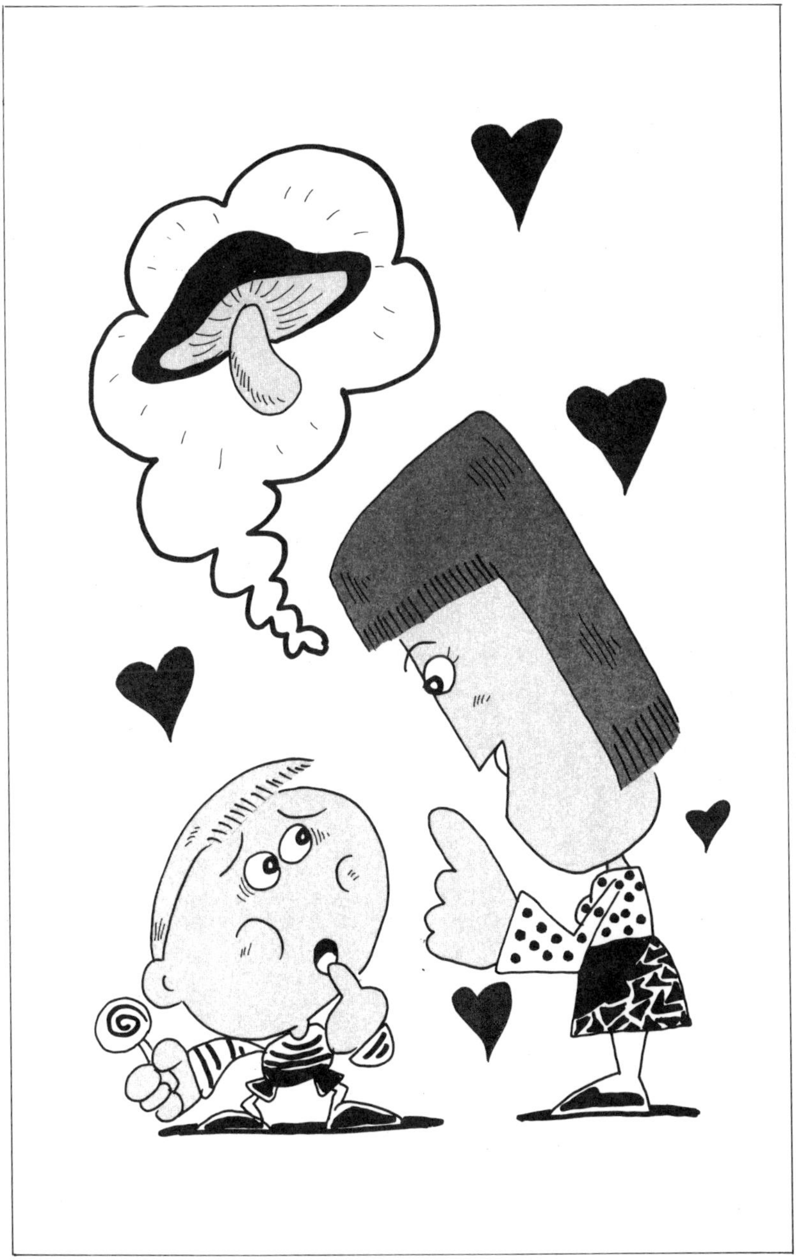

게다가 아이들은 단 것, 설탕이 듬뿍 든 음료수, 과자를 좋아하기 때문에 지방은 함께 섭취하게 되어 비만아가 늘고 있다.

영양의 밸런스란 그 세대에 필요한 양, 단백질, 지방, 당질, 비타민, 미네랄 등을 편중됨 없이 취하는 것이다. 그를 위해서는 아이들에게 당질, 지방을 억제하고 야채류를 좀 더 많이 먹이는 연구가 필요하다. 고에너지의 육류나 지방을 섭취할 때는 그 양을 반으로 줄이고 야채나 해초, 버섯류를 섭취하도록 한다.

버섯류는 혈중 콜레스테롤을 내리는 효과가 있다고 한다. 말린 버섯에는 아미노산의 일종인 에리타데닌이 다량 함유되어 있고 에리타데닌은 식사 중의 콜레스테롤 흡수를 방지하는 작용 외에 콜레스테롤의 담즙산으로의 이화 작용을 촉진시켜 담즙과 함께 소장으로 배출된 콜레스테롤의 재흡수를 막는 작용이 있다고 한다.

식용 버섯은 해초류와 마찬가지로 에너지(칼로리)는 없고 비타민 B, 프로비타민 D(일광에 의해 비타민 D가 된다), 식물 섬유 등이 많이 함유되어 있고 독특한 향이 있다. 샐러드유로 볶거나 호일구이 등으로 요리하여 육류 요리에 곁들이는 연구를 하자.

식사법 힌트

1 과식하지 않는다

우리들이 매일 생명을 유지하고 활동하기 위해서는 일정량의 에너지가 필요하다. 그러나 필요 이상으로 에너지를 섭취하면 피하지방이 되어 체내에 쌓인다. 피하지방은 배나 목 등 일상생활에서 잘 사용하지 않는 부위에서 쌓인다. 이 상태를 비만이라고 표현하는 것이다.

비만은 첫째로 과식이 원인이다. 최근에는 자동차 때문에 걸을 기회가 적어졌다. 일상생활 중 몸을 움직여 에너지를 소비할 기회가 적어지고 있다. 그 결과 체내에 들어온 에너지가 다 소비되지 않고 남게 된다.

그 남은 에너지를 소비하는 노력도 필요하다. 적극적으로 몸을 움직이고 섭취한 에너지를 소비하는 것이다. 가까운 거리라면 교통기관을 이용하지 말고 걷고 엘리베이터나 에스카레이터도 가능한 이용하지 않는 등 일상생활 중 몸을 움직일 기회를 늘린다.

운동부족은 체력 저하를 초래하고 건강 유지나 성장에 나쁜 영향을 미친다. 운동, 즉 스포츠라고 받아 들이는 경향이 있으나 어떤 스포츠든 시작하기 전에는 의사의 진단이나 건강 진단을 받고 몸에 이상이 없는지를 확인한뒤 실시한다.

2 편식하지 않는다

육류는 좋아하지만 생선은 싫다 등 식품에 기호가 분명한 것은 영양의 균형을 깨기 쉽다. 식품 내용에 따라서 콜레스테롤도 증가된다.

1일 필요한 에너지량을 단백질, 지방, 설탕, 비타민, 미네랄을 함유한 식품으로 골고루 섭취한다. 세끼 밸런스로는 아침, 점심, 저녁을 모두 먹는 것이 이상적이나 가장 나쁜 것은 야식이다. 자기 전에 음식을 먹는 것은 위장에 부담이 되며 비만의 원인이 된다.

아침은 1시간 정도 일찍 일어나 가벼운 운동을 하고 3가지 영양소(단백질 · 지방 · 당질)와 녹황색 채소, 우유를 섭취하도록 하면 자연히 건강한 식생활이 된다. 편식없이 1일 세 끼 식사를 규칙적으로 한다.

3 콜레스테롤을 두려워 하지 않는다

콜레스테롤은 세포막을 구성하는 중요한 지질이다. 그리고 담즙산이나 스테로이드 호르몬의 재료이며 인체에 중요한 성분이다.

체내에서 콜레스테롤은 1일 1000~1500mg 정도의 양이 합성된다. 우리들이 매일 먹고 있는 식품으로 취하는 콜레스테롤량은 그 합성되는 양보다 훨씬 적다. 게다가 콜레스테롤량을 많이 취하면 자연히 체내에서의 합성량이 억제된다.

따라서 혈중 콜레스테롤 치가 높아 의사로부터 식사 제한을 받고 있는

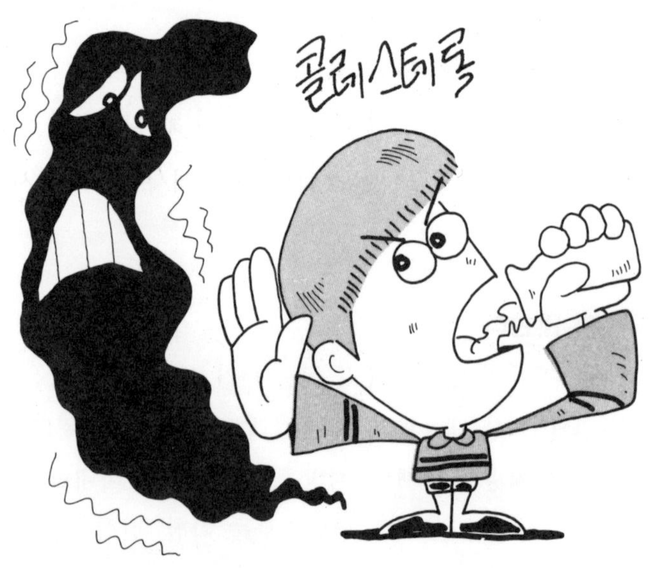

사람은 별도로 하고 일반인은 그렇게 식품중 콜레스테롤량에 신경쓰지 않아도 될 것이다.

예를 들면 우유의 경우 매일 400ml를 마셔도 콜레스테롤도 44mg의 양이다. 또 아직 해명되지는 않았지만 우유에는 혈중 콜레스테롤치를 저하시키는 작용이 있다는 보고도 있다.

우유는 양질의 단백질원이고 중요한 칼슘원이므로 콜레스테롤량을 걱정하기보다 오히려 건강에 바람직한 식품이라 할 수 있다.

성인이 1일 필요로 하는 칼슘량 600mg인데 우유는 100ml 중 100ml의 칼슘을 함유하고 있다. 우유를 200~400ml 마시면 약 반 이상의 칼슘을 섭취할 수 있다. 우유가 싫다는 사람이 있는데 그들은 대부분 우유를 먹은 뒤 설사를 일으킨다. 그러나 습관을 들이면 유당 불내증(乳糖不耐症)이 해소된다.

또 비만인 사람들을 위해 저지방우유가 시판되고 있고 스킴밀크를 원료로 한 요구르트나 커티지 치즈도 있으므로 기호에 따라 우유나 유제품을 섭취하도록 한다.

콜레스테롤을 다량 함유하고 있는 대표적 식품으로써 달걀이 있다. 달걀은 단백질과 필수 아미노산이 이상적으로 배합되어 있는 식품이다. 그리고 비타민이나 미네랄이 풍부하다. 특히 의사로부터 식사제한을 지시받고 있는 사람이 아닌 이상 매일 1개는 먹어도 좋은 식품이다.

삶은 계란을 2개 먹었으면 다음 날은 섭취하지 말고 생선이나 육류, 두류등이 양질의 단백질로 보충하도록 한다.

4 밥이냐 빵이냐

주식을 밥으로 하는 것이 좋을지 빵이 좋을지 묻는 사람이 많은데 기호에 따라 선택하면 된다.

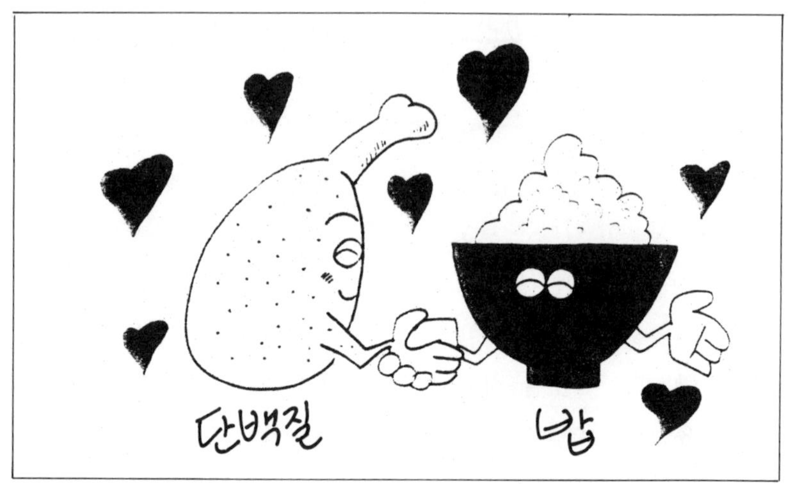

단백질에 대해 생각해 보면 육류나 어류에는 100g 중 20g 정도이고, 밥은 2.6g, 식빵에는 8.4g밖에 함유하고 있지 않다. 이것은 밥, 빵은 당질이 주체이기 때문이다. 그러나 단백질 만을 보면 빵 쪽이 밥보다 함유량이 많다.

그 단백질의 영양가를 결정하는 것은 아미노산의 수치인데 밥은 65, 식빵 44로 아미노산가는 밥이 높다. 즉, 밥은 빵에 비해 단백질 함유량은 적지만 아미노산=영양가는 높은 것이다.

밥이냐 빵이냐 보다 무엇을 곁들여 먹느냐가 문제이다.

유럽인의 식사는 빵은 부식에 가깝고 반찬 쪽을 듬뿍 섭취한다. 예를 들면 양식 레스토랑에서 코스를 보면 스프, 생선 요리, 육류 요리, 샐러드가 나오고 롤빵이나 크로와상이 조금 나온다.

빵이나 밥의 단백질 영양가가 육류나 어류에 비해 낮은 것을 필수 아미노산의 일종인 리신이 부족하기 때문이다. 따라서 빵을 섭취할 때와 마찬가지로 밥을 먹을 때도 주식인 밥 한 공기에 부식을 어류, 육류, 계란, 야채 등 풍부하게 섭취하면 영양적으로 문제가 없다.

5 면류는 국물에 주의한다

점심을 면류로 때우는 사람이 많은데 계절에 따라 맛있게 먹을 수 있는 식품이다. 면류의 문제는 국물의 염분량이다. 국물까지 전부 마셔버리면 5g에서 7g의 염분을 섭취하게 됨으로 혈압이 높은 사람은 주의해야 한다.

에너지량의 문제인데 밥은 한 공기(150g)에 220Kcal.

면류의 경우는 모밀국수 1인분 200g에 276Kcal, 라면 1인분 500Kcal가 된다. 단백질은 적고 야채도 부족하며 염분이 많다.

중화요리의 면류의 경우는 일반적으로 건데기가 많으며 라드나 샐러드유를 많이 사용하고 있다. 그 때문에 고에너지이다.

메뉴를 선택할 때는 건데기가 많이 있는 것을 주문하고 국물을 남긴다. 또 중화요리는 라드를 많이 사용하므로 콜레스테롤치가 높은 사람은 피하는 쪽이 무난하다.

스파게티나 마카로니류는 중국식의 면류보다 염분은 적다. 그러나 기름이나 버터를 듬뿍 사용한 고칼로리이다. 또 스파게티에는 치즈가 많이 쓰이고 고염분이 많이 포함됨으로 치즈는 삼가하는 것이 좋다.

6 밭에서 나는 고기, 콩

콩은 밭에서 나는 고기라고 불리우며 육류나 어류와 같이 단백질이 많은 식품이다. 콜레스테롤을 감소시키는 불포화지방산이 많은 지방이나 비타민, 미네랄도 풍부하다.

콩 자체는 소화가 잘 되지 않지만 콩을 가공한 두부는 소화가 잘 되며 가공해도 지방은 남는다. 또 두부의 가공한 유부도 식물성 기름을 이용함으로 콜레스테롤 걱정은 없다. 매일 곁들여도 좋은 식품이다.

단, 콩단백질은 한 가지만으로는 동물성 단백질에 비해 영양가가 낮으

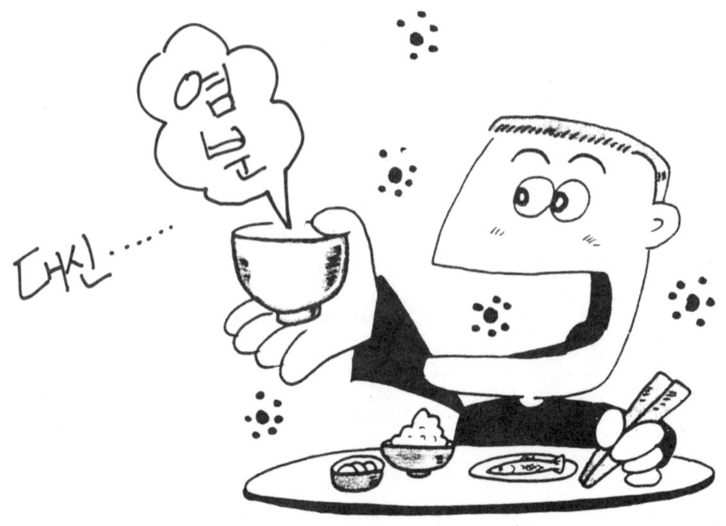

므로 먹는 법에 연구가 필요하다.

예를 들면 물기를 뺀 두부에 밀가루를 뿌려 샐러드유에 볶고 버섯류를 곁들이면 좋다. 이렇게 하면 영양 만점이다.

콩을 원료로 한 된장은 된장국으로, 무침의 양념으로 쓰인다.

문제는 된장 속에 함유되어 있는 염분의 양이다.

따라서 된장국을 먹을 때 혈압이 높은 사람은 엷게, 한 그릇으로 그치도록 해야 한다.

7 설탕을 지나치게 섭취하지 않는다

당질을 많이 함유하고 있는 식품으로는 곡류, 감자류가 있다. 당질은 에너지원이 되는 3대 영양소 중 하나로 당질을 전혀 섭취하지 않으면 몸의 대사 기능이 깨진다. 당질을 함유하는 식품은 지나치게 섭취하지 않도록 주의하면서 1일 필요량을 섭취할 필요가 있다.

그런데 당질을 함유하고 있는 식품으로 설탕과 과자류는 영양분이 없으며 원래는 전혀 섭취하지 않아도 되는 식품이다. 설탕은 체내로 들어오면 포도당과 과당으로 분해되어 흡수된다. 이 속도가 매우 빨라 먹은 뒤 몇 분이면 혈액 중의 성분이 된다. 그러므로 피로로 혈당치가 저하되어 있을 때 설탕을 먹으면 혈당치가 오르고 피로감이 준다.

또 조미료로서의 설탕은 음식에 단 맛을 내 맛있게 먹을 수 있게 만든다. 아이들이나 여성들은 단 것을 좋아하며 단 것을 먹음으로써 일종의 스트레스 해소도 된다. 옛날에는 설탕을 약이라고 생각했을 정도였다.

설탕이라고 하면 충치가 떠오를 정도로 설탕의 과잉 섭취는 몸에 해를 가져온다. 예를 들어 설탕을 지나치게 섭취하면 여분의 당질이 체내에서 지방으로 변해 비만의 원인이 되다. 또 혈액 중의 중성지방이 늘며 때로는 콜레스테롤도 증가하고 동맥에 죽상경화가 나타나고 그 결과 허혈성 심질환(협심증이나 심근 경색)이 일어나기 쉽다. 그 외 당뇨병 체내 각 부위에 방해가 일어나기 쉽다.

1일 필요량은 50g 정도인데 주의하지 않으면 눈 깜짝할 사이에 오버된다. 조미료로써는 1일 10~15g 정도인데 커피나 홍차에 넣는 설탕은 1작은술이 4g이다. 2개 넣으면 그것으로 8g이 된다.

청량음료를 좋아하는 사람은 콜라나 쥬스에는 200ml 중 25g 전후의 설탕이 들어 있다. 또 과일류에 함유되어 있는 당분도 문제이다. 귤 1개 100g에는 10.0g, 감 1개 100g 21.6g, 사과 작은 것 1개(120g)에는 15.7g, 바나나 중간 것 1개(8g)에는 18.1g이나 함유되어 있다.

그 외에는 케익류나 과자, 사탕, 캬라멜 단 것은 매우 많다.

특별히 단 것을 좋아하지 않더라도 앞에 든 식품은 매일 먹고 있으면 1일 필요량인 50g은 쉽게 오버된다. 과일은 비타민이 풍부하지만 비만인 사람은 청량음료와 함께 주의해야 할 식품이다.

8 녹황색 채소를 섭취한다

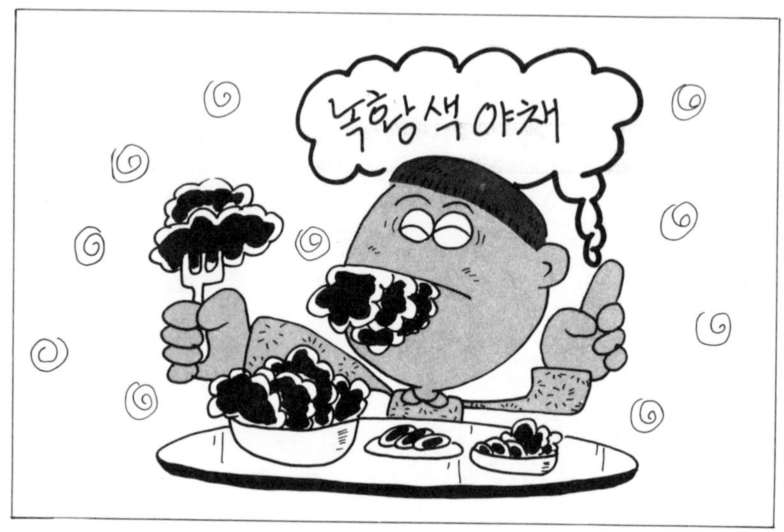

식물성 섬유에는 펙틴과 셀룰로스(cellulose) 성분이 있는데 펙틴(pectin) 은 콜레스테롤을 저하시키는 작용이 있다고 한다. 펙틴은 인간의 소화 효소로는 분해되지 않는 것으로 감자, 당근, 토란, 연근, 호박, 양배추, 무 등의 야채, 살구, 딸기, 사과, 바나나 등에 많이 함유되어 있다. 그리고 셀룰로스는 곡류, 두류, 야채 버섯류에 많이 함유되어 있다.

식물성 섬유는 인간의 장에서는 소화되기 힘들며 수분을 흡수하는 작용이 있어서 장내에서 양이 증가한다. 그것이 장관을 자극하여 그 작용을 활발하게 만들어 유해한 물질을 엷게 만들어 흡수해서는 몸 밖으로 배출시킨다.

그 결과 발암을 촉진시키는 물질이나 여분의 콜레스테롤을 흡수하고 변비를 막으며 동맥경화, 담석증, 비만, 당뇨병, 대장암 등의 예방으로 이어진다.

식물성 섬유는 1일 야채 300g, 과일 200g, 감자류 100g을 섭취하는 것이 바람직하지만 그외 식품 버섯류, 해조류, 두류, 옥수수 등 곡류에도 식물성 섬유는 함유되어 있으므로 여러 가지 식품을 먹어 영양 밸런스를 기한다.

생야채로 쓰이는 녹황색 채소로는 파세리, 크레송, 샐러리 등이 있으나 이들은 향과 맛이 강해 한 번에 그렇게 많이 먹을 수 있는 것은 못된다.

그보다도 비타민, 미네랄, 식물성 섬유가 풍부한 녹황색 야채를 데치거나 튀기거나 무치거나 즙을 내어 먹는 편이 양을 듬뿍 취하기에 적합하다.

녹황색 야채는 다음 식품이다.

무청, 호박, 쑥갓, 미나리, 무, 샐러리, 부추, 당근, 브로컬리, 상추, 시금치 등.

녹황색 채소는 비타민, 미네랄, 식물성 섬유가 풍부하기 때문에 에너지원이나 몸의 구성 성분의 대사를 스무스하게 하고 세포의 활동을 돕는 작용을 한다.

그리고 클로로필이나 스테롤 상승을 억제하고 카로틴이나 비타민 C, 칼슘 등은 암의 예방도 되고 혈압 상승도 막는다고 한다.

단, 몸에 좋다고 해서 무턱대고 많이 먹어서는 안 된다.

세 끼의 영양 밸런스를 생각하여 1일 최소한 100g을 든다. 식물성 섬유를 과잉 섭취하면 미량 영양소 흡수를 방해 받으므로 주의가 필요하다.

9 적당히 과일을 섭취한다

과일에는 과당과 포도당의 당분이 다량 함유되어 있으므로 과잉 섭취하면 체내에서 지방으로 변한다. 그러나 과일은 야채에는 없는 이점이 있다.

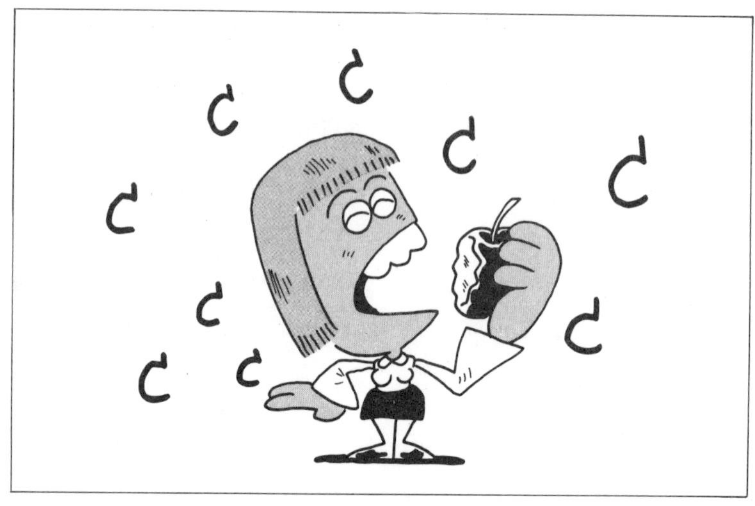

야채에나 과일에나 비타민 C가 함유되어 있으나, 비타민은 수용성으로 물에 녹기 쉽고 데치면 비타민 C의 양이 준다. 그러나 과일은 대부분 날 것으로 먹으므로 비타민 C를 잃지 않을 수 있다. 비타민 C를 많이 함유한 과일은 귤, 키위, 구아바, 파파야 등이다. 비타민 C는 혈관이나 피부를 강화시킨다. 또 철분의 흡수를 돕는다고도 한다. 그리고 담배 1개를 피우면 약 25mg의 비타민 C를 흡수해 버린다. 특히 담배를 1일 1갑 이상(20개) 피우는 사람은 피우지 않은 사람의 1.5배 비타민 C를 섭취해야 한다.

또 과일에도 칼륨이 풍부하다. 칼륨은 나트륨(식염)을 소변 중에 배출하는 작용이 있어 고혈압 예방이 된다. 칼륨도 수용성으로 물에 녹아 버린다. 과일을 생으로 먹으면 칼륨을 놓치지 않을 수 있다. 칼륨을 많이 함유한 과일로는 아보가드, 살구, 구아바, 바나나, 메론 등인데 특히 말린 것에는 다량 함유되어 있다.

그 외 과일에는 식물성 섬유의 일종인 펙틴이 많다. 살구, 오렌지, 바나나, 사과 등이 그 대표적 과일이다. 펙틴은 콜레스테롤이나 담즙산의 장관에서의 흡수를 억제하는 작용이 있으므로 혈중 콜레스테롤을 줄여 동맥경화를 예방한다. 그리고 변비 예방과 치료에 효과가 있다.

과일은 야채와 달리 생 것이 맛있어 필요량을 섭취할 수 있다. 독특한 맛, 좋은 향, 식욕을 돋구는 맛, 과일을 먹는 것에 의해 만족감을 얻을 수 있고 스트레스 해소도 꾀할 수 있다. 또 당분에 의해 피로감이 준다. 1일 당분량을 지키며 적당량을 섭취하자.

⑩ 외식에 주의한다

외식은 일반적으로 밥이나 면류에 양이 많고 야채의 양이 적으며 간이 짜고 식품에 단 맛을 내기 위해 기름을 많이 사용한다. 그러므로 에너지는 높고 염분이나 당분 지방이 많이 함유되어 있다.

양식 밥으로는 카레라이스, 피라프(pilaf), 하이라이스, 드라이카레 등이 있으며 밥의 양도 많고 기름지다. 염분은 그다지 많지 않지만 고칼로리이다.

한 음식만 먹지 말고 생야채, 샐러드와 함께 들며 식후에 우유를 마시는 습관을 들인다.

중화요리로는 짬뽕, 우동, 짜장면 등이 있으며 야채는 들어있으나 라드를 사용하고 간도 짜며 고칼로리이다. 역시 하나의 음식이 아닌 야채 샐러드를 함께 섭취하는 것이 바람직하다.

양식의 경우는 일반적으로 유지(라드나 버터 등)가 많이 쓰이고 맛도 짙다. 육류 요리보다는 어패류 요리를 주문하고 돈까스보다는 등심을 주문한다. 양식 정식에는 야채나 감자 당근도 따라 나오므로 남기지 않고 먹도록 한다.

중화요리의 경우는 야채 볶음 등 밸런스 잡힌 것이 많지만 라드를 듬뿍 쓰고 염분도 많아 그 맛이 짙으므로 주의한다.

이상 간단히 설명했으나 요리를 보고 어떤 재료를 사용했는지 알 수 있는 것 그리고 소스나 간장을 많이 쓰지 않은 요리를 선택하도록 한다. 밥의 양이 많을 때는 남기고 곁들여 나오는 것도 적당량 이외에는 남기도록 한다.

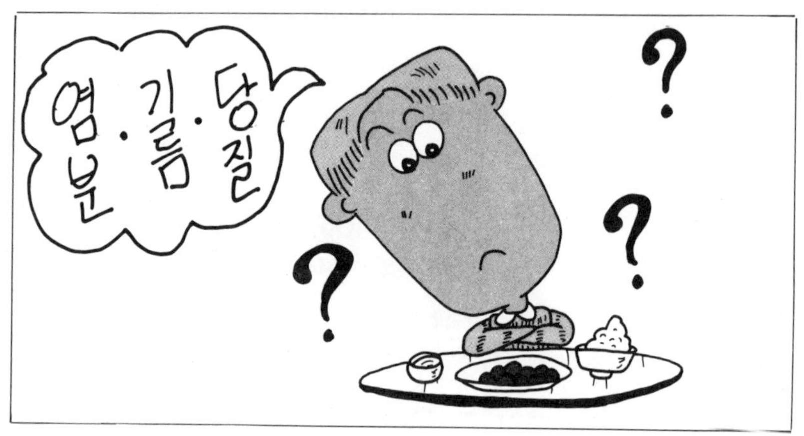

11 담배, 술을 삼가한다

비행기나 장거리 열차에 금연석 또는 전석 금연이 실시되고 있다. 애연가로써는 괴로운 일이지만 자신의 건강을 위해 끽연은 큰 적이다.

담배에 함유되어 있는 니코틴은 체내에 들어가면 카테콜라민(호르몬의 일종)의 분비를 촉진시킨다. 이 호르몬은 교감 신경을 자극하고 혈관을 수축시키며 심장 고동을 빠르게 만든다. 그러므로 혈압이 오르고 혈관벽에 압력이 가해진다. 그 결과 심근경색이나 협심증 등의 심장병이나 동맥경화를 촉진시킨다. 그 외 폐암이나 위궤양의 원인이 된다고도 한다.

또 끽연으로 체내에 들어간 일산화탄소와 콜레스테롤이 결합하면 화학반응을 일으킨 콜레스테롤이 되고 그것이 혈관의 막에 상처를 낸다. 그 상처 부위에서 LDL 콜레스테롤, 해로운 콜레스테롤이 혈관벽

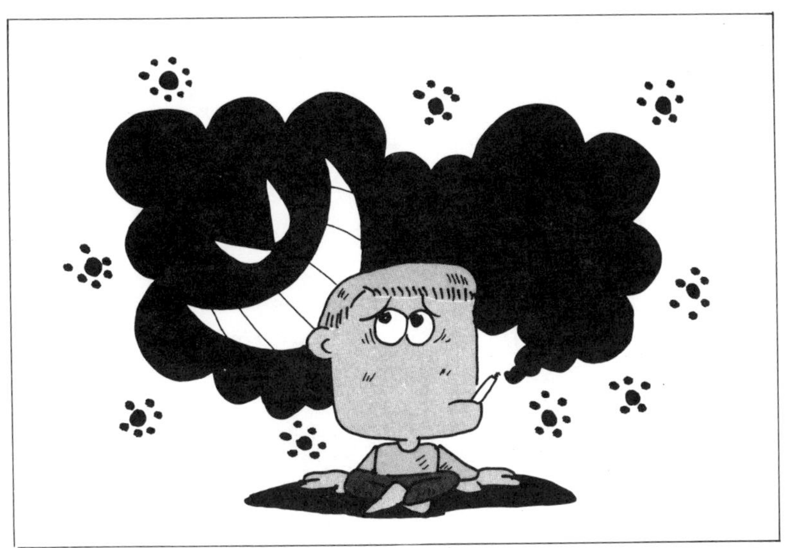

속으로 들어가 침착한다. 이것이 동맥경화의 초기 상태로 혈관 벽이 두꺼워지고 혈액의 흐름이 가늘어진다.

담배는 기분 전환을 기할 수 있고 스트레스를 어느 정도 발산할 수 있다. 그러나 담배는 혈관에 큰 영향을 주고 동맥경화로 이어지기 쉬운 기호품이다. 콜레스테롤 치가 높은 사람은 곧 금연하고 건강한 사람이라도 1일 10~20개 정도로 삼가해야 한다.

알콜류는 다른 영양소를 거의 함유하지 않은 고칼로리 음료수이다. 맥주 큰 병이 247Kcal, 위스키 브랜디가 450Kcal, 와인이 493Kcal로 각각 상당한 에너지를 갖고 있다.

알콜을 과음하면 체내에서 중성지방이 되어 피하에 쌓여 비만의 원인이 된다. 또 과음으로 간장에 부담이 가해지면 간장 기능이 저하되고 해로운 콜레스테롤이 증가한다.

급성간염,간경변의 경우는 HDL 콜레스테롤이 저하한다. 치료에 의해 증가하게 되면 회복기라고 할 수 있다. 한편 HDL 콜레스테롤이 알콜을 마시면 높아지는 사람과 낮아지는 사람이 있다. 이것은 체질 유전적인 요인 때문이며 아무튼 알콜류를 과음하면 장애의 요인이 된다.

가정에서 반주를 하는 정도라면 알콜에는 혈압을 내리는 작용이 있어 별 문제 없지만 그래도 고칼로리 음료이다. 1일 총에너지양의 범위에서 맥주는 큰 병 1병, 위스키는 싱글 3잔 정도의 범위로 그치는 것이 이상적이다. 그리고 산뜻한 안주를 들도록 한다.

그러나 한창 일할 나이의 남성은 아무래도 알콜류와 매일 접하게 된다. 스트레스 해소, 직장의 인간관계, 고객관리 등 여러 가지 이유로 술을 마실 기회가 많아진다. 알콜 그 자체는 과잉으로 콜레스테롤을 증가시킬 염려는 그다지 없으나 문제는 고칼로리라는 점이다.

즉, 알콜을 마시면서 여러 가지 요리를 먹는데 문제가 있다. 땅콩에 육류에 생선 구이, 짭짤한 안주를 즐기는 사람은 염분을 비롯하여 당질 지방의 과잉 섭취에 의해 중성지방이 증가하고 비만으로 이어진다. 그 외에도 밤 늦게 귀가하여 식사를 하는 사람도 있다. 술을 마신 뒤에 라면을 먹으면 맛은 있으나 라면은 지방(라드)이 많고 게다가 염분도 상당하다. 또 라면 뿐만이 아니라 꿀물 역시 고칼로리이다.

인간의 몸은 활동하고 있을 때는 에너지를 계속 소비하지만 야간에 자고 있을 때는 에너지를 만들기만 한다. 단백질을 비롯하여 콜레스테롤이 계속 만들어진다. 따라서 자기 전에 야식을 하는 것은 콜레스테롤을 만드는 재료를 스스로 공급하고 있는 것과 마찬가지이며 더욱 비만해지는 원인이 되고 동맥경화가 촉진된다.

술은 좋은 약이 된다고도 하지만 그것은 적당량일 때의 의미이며 과음은 몸에 해가 된다는 것을 인식하고 기름진 것을 음주 후 야식으로 먹는 일은 피해야 한다.

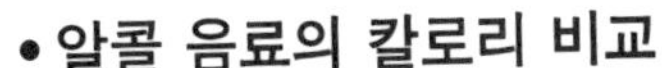
• 알콜 음료의 칼로리 비교

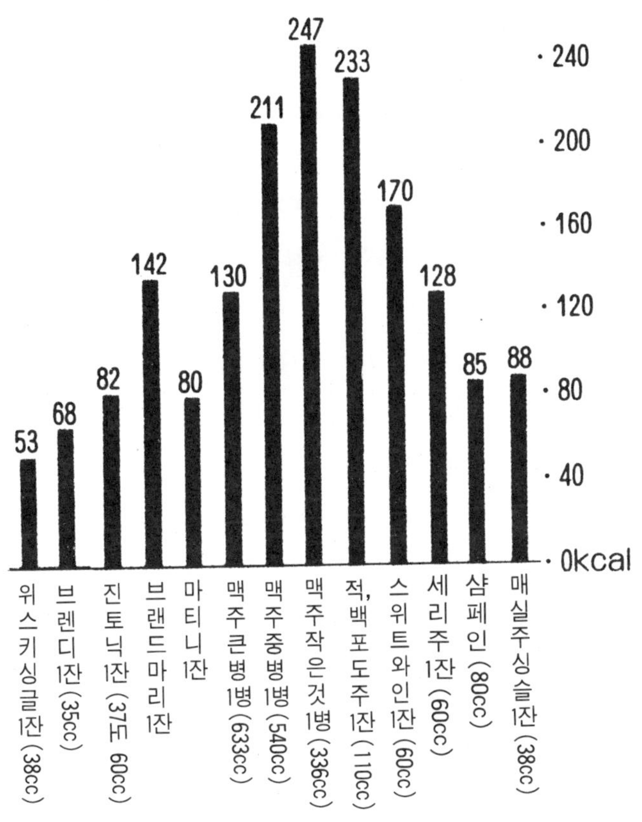
53
68
82
142
80
130
211
247
233
170
128
85
88
· 240
· 200
· 160
· 120
· 80
· 40
· 0kcal
위스키싱글1잔(38cc)
브렌디1잔(35cc)
진토닉1잔(37도 60cc)
브랜드마리1잔
마티니1잔
맥주큰병1병(633cc)
맥주중병1병(540cc)
맥주작은것1병(336cc)
적,백포도주1잔(110cc)
스위트와인1잔(60cc)
세리주1잔(60cc)
샴페인(80cc)
매실주싱슬1잔(38cc)

12 정기 검진을 받는다

년 1회나 2회는 정기검진을 받도록 한다. 성인병 검진에는 반드시 콜스테롤 검사가 들어간다.

콜레스테롤의 기준치는 120mg / dl 에서 220mg / dl 이다. 이 기준치의 최저 120mg / dl 보다 낮을 경우는 저콜레스테롤혈증이라는 진단이 내려지고 최고치 220mg / dl 를 넘을 때는 고콜레스테롤혈증이라고 진단되며 재검사를 받은 뒤 증상에 따라서는 식사 제한이 지시된다.

혈액 중 콜레스테롤이 220~300mg / dl 정도까지 상승해 있을 때는 LDL 콜레스테롤과 HDL 콜레스테롤 수치를 조사하여 LDL 콜레스테롤이 130mg / dl 이상일 때는 치료를 받아야 한다. 또 HDL 콜레스테롤이 40mg / dl 보다 낮을 때는 치료를 받아야 한다.

콜레스테롤 측정은 채혈 방법으로 하는데 현재는 손쉽게 병원에서 검사할 수 있으므로 자신을 위해서나 가족을 위해 일년에 1, 2회에 정기 검진을 받는 것이 중요하다.

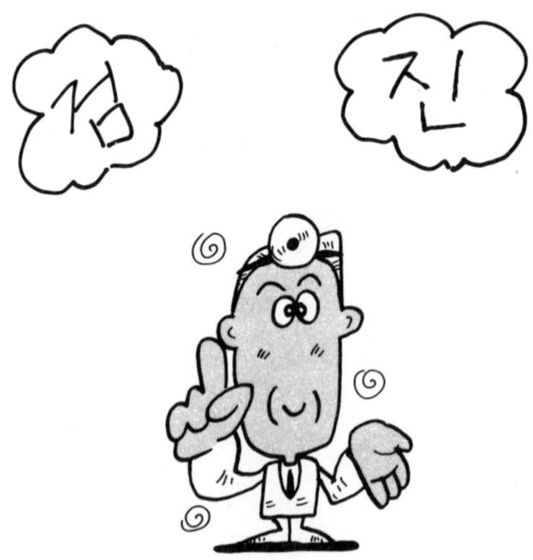

제 5 장

성인병 예방을 위한 권장 요리

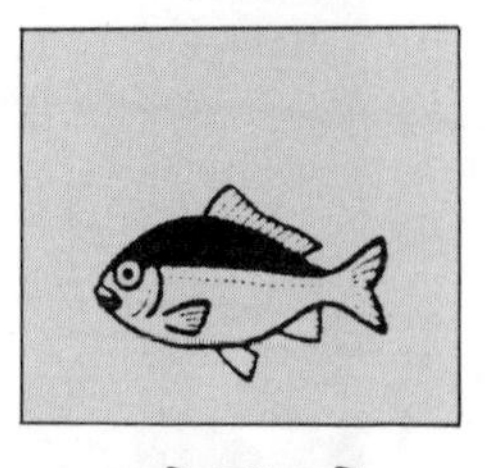

이중찜

• 150Kcal, • 단백질 12.6g, • 염분 0.7g

□재료 2인분

생선 80g(40g×2토막 ; 도미, 대구, 전갱이 꼬치 고기 등), 술 2작은술, 송이버섯 20g, 술 1작은술, 백합 뿌리 20g, 세잎 10g

달걀 흰자 2개, 육수 1/2컵, 소금 1/5 작은술

*국물 : 육수 1컵, 엷은 간장 1/2큰술, 미림 1/2작은술, 파슬리 1큰술

□만드는 법

① 송이버섯은 작은 냄비에서 술로 볶아 둔다. 백합 뿌리는 하나씩 떼어 살짝 데쳐 3cm 길이로 썬다.

② 생선은 뼈를 제거하여 3~4cm로 썰어 술에 15분 담군다. 석쇠에 표면을 노릇하게 구워 10분 동안 찐다.

③ 달걀 흰자에 간을 한 육수를 섞어 12~13분 찐다.

④ 국물에 조미료를 넣어 불에 올린다.

⑤ ③에 생선과 야채를 얹어 식힌다.

㊙ 달걀 흰자에 간을 한 육수를 섞을 때 조금씩 저으면서 넣는다.

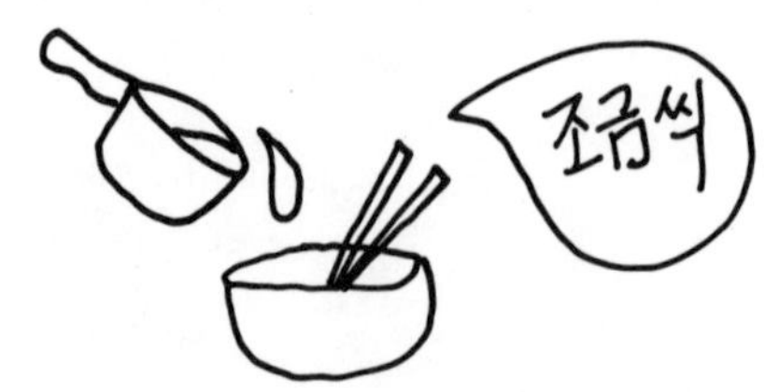

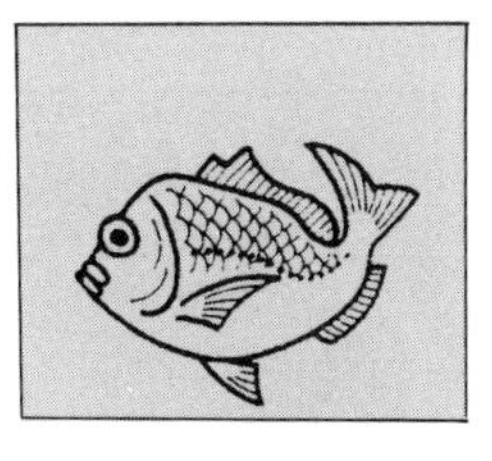

도미찜

• 201Kcal, • 단백질 20.8g, • 염분 1.5g

□재료 2인분

흰살 생선(도미) 70g을 2토막, 소금 1 / 3작은술, 술 1작은술

은행 4개, 무청 2개, 난황 2개

새우 2마리, 표고버섯 2장, 콩깍지 10g

*국물 : 육수 1 / 2컵, 간장 2 / 3작은술, 소금 1 / 5작은술, 미림 1g, 술 2작은술, 도토리 가루 1작은술, 겨자

□만드는 법

① 생선은 3장으로 포를 떠 소금 술로 밑간을 한다. 새우는 식초를 조금 넣은 물에 살짝 데쳐 껍질을 벗긴다. 표고버섯은 자루를 떼고 칼집을 넣는다. 콩깍지를 살짝 푸르게 데친다.

② 무청을 갈아 물기를 짠 뒤 난황과 섞는다.

③ 세 장으로 또 뜬 생선을 그릇에 1인분씩 담는다. 그 위에 무청과 섞은 것과 데친 은행, 새우, 버섯, 콩깍지를 얹어 찜통에 14분간 찐다.

④의 국물을 걸죽할 때까지 나무주걱으로 저으며 끓인다.

⑤ 찐 생선에 국물을 붓고 겨자를 곁들인다.

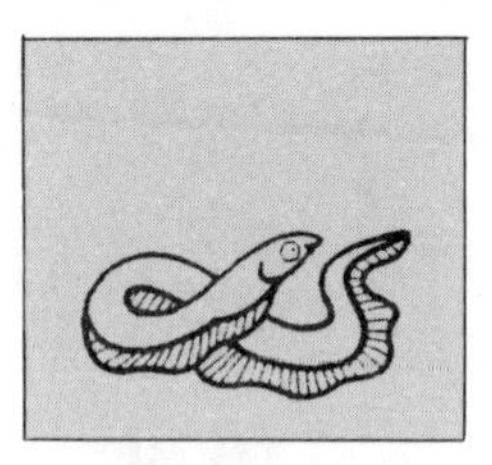

연어 호일 구이

• 151Kcal, • 단백질 15.3g, • 염분 0.8g

□재료 2인분

연어 60g을 2토막, 소금1/5작은술, 술 2작은술, 양파 1/4개, 표고버섯 4장, 피자 치즈 20g, 청대완두 10g, 샐러드유 1/2 작은술, 레몬1/4개, 호일

□만드는 법

① 연어는 3장으로 포 떠 뼈를 발라 둔다.

양파는 얇게 둥글게 썰고 표고버섯은 채썬다. 청대완두는 푸르게 대쳐 채썬다.

② 기름을 바른 호일에 연어를 얹고 위에 치즈 양파 표고버섯을 얹어 싼다.

③ 오븐에서 10분 정도 굽는다.

㉥ 연어 이외에 도미, 삼치 등 흰살 생선이나 조개 등도 가능하다.

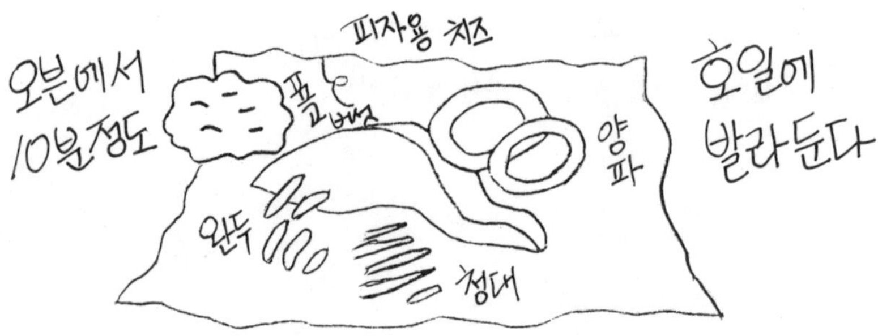

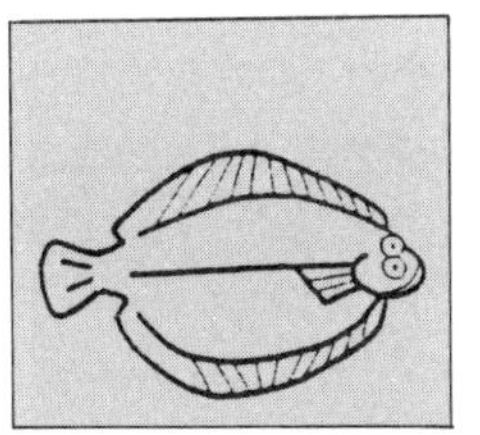

흰살 생선 프로방스풍

• 129Kcal, • 단백질 13.9g, • 염분 0.7g

□재료 2인분

흰살 생선 70g을 2토막, 소금 1.4g, 후추 조금, 마늘 1 / 2개, 완숙 토마토 80g, 양파 50g, 샐러드유 1 / 2큰술, 레몬즙 1 / 8개분, 흰포도주 1 / 3큰술, 스프 4큰술

파슬리 1장

□만드는 법

① 흰살 생선에 밑간을 한다. 토마토는 껍질을 벗겨 데쳐 다진다.

② 다진 당근을 볶아 향을 낸 뒤 마찬가지로 다진 양파를 넣어 볶는다. 토마토를 넣고 다시 볶는다. 흰 포도주와 스프를 부어 둔다.

③ 냄비에 생선을 놓고 레몬즙을 뿌린 뒤 ②를 중앙에 넣고 국물이 없어진 때까지 졸인다.

④ 접시에 담고 파슬리를 뿌린다.

기억해 두면 편리해요
1컵 = 200 cc
1큰술 = 15 cc
1작은술 = 5 cc

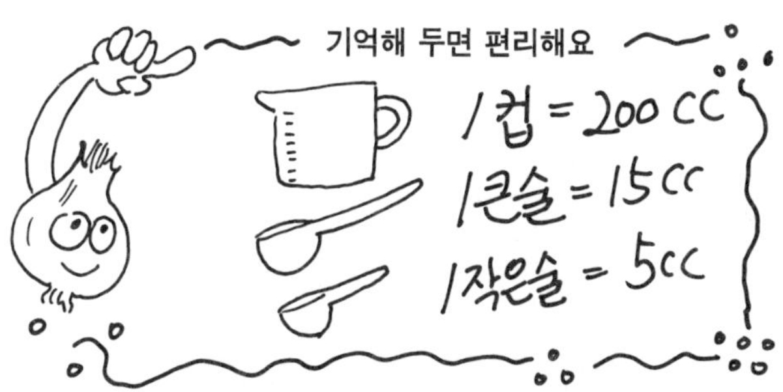

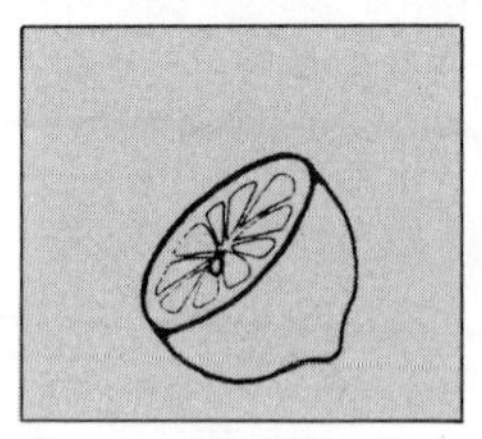

레몬을 곁들인 치킨말이

• 138Kcal, • 단백질 20.5g, • 염분 0.3g

□재료 2인분

닭고기(껍질 없이) 50g을 2토막, 소금 조금, 술 1작은술, 치즈 16g, 청대완두 6g, 표고버섯 2장, 당근 10g

샐러드유 1/2작은술, 레몬 1/4개, 알미늄 호일

□만드는 법

① 닭고기를 펴서 밑간을 해 둔다. 치즈는 막대 모양으로 자르고 청대완두는 파랗게 데쳐 채썰고 표고버섯은 자루를 떼고 채 썰고 당근도 채 썰어 데친다.

② 닭고기 위에 내용물을 얹어 만다.

③ 샐러드유를 바른 호일로 닭고기를 싼다. 호일 양끝을 말아 오븐에서 10~12분 굽는다.

④ 호일을 벗기고 5~6개로 잘라 접시에 담아 레몬을 짠다.

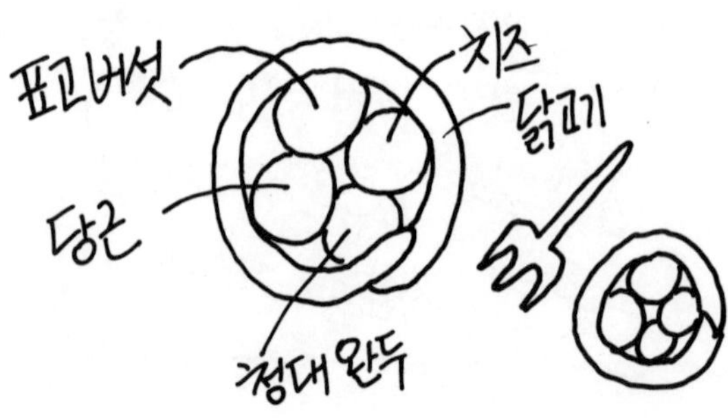

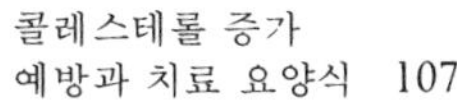

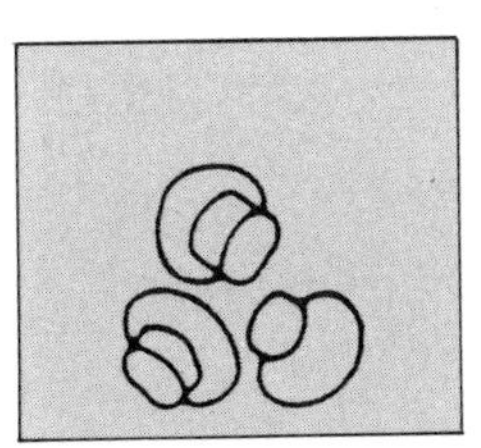

닭 파피요트(papilote)

• 170Kcal, • 단백질 20.2g, • 염분 0.5g

□재료 2인분

닭고기(껍질 없이) 70g을 2장, 소금 조금, 후추 조금, 치즈 30g, 샐러드유 1작은술, 표고버섯 3장, 양파 1 / 3개, 피망 1개

레몬 1 / 4개, 파라핀지

□만드는 법

① 닭고기는 한 입 크기를 썰어 밑간도 한다. 치즈는 얇게 썰고 야채는 채 썰고 레몬은 굵게 채썬다.

② 파라핀지에 기름을 발라 닭고기를 얹는다. 치즈, 야채를 얹어 오븐에서 10분 정도 굽는다.

③ 그릇에 담고 레몬을 곁들인다.

*치즈는 피자용 치즈도 좋다.

기억해 두면 편리해요
물
식초
술
소금
우스타소스
마요네즈
생크림
1작은술 = 5g

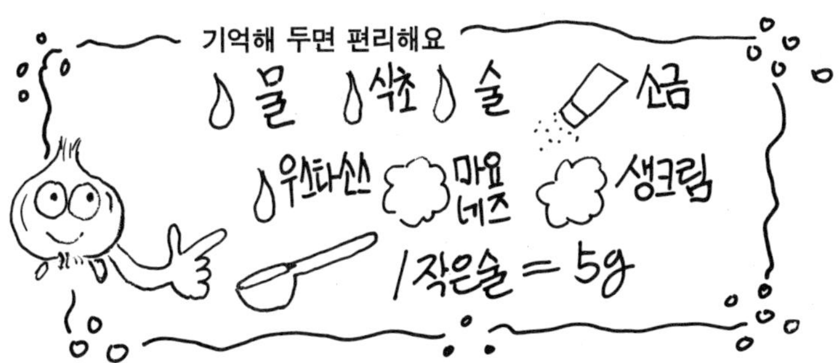

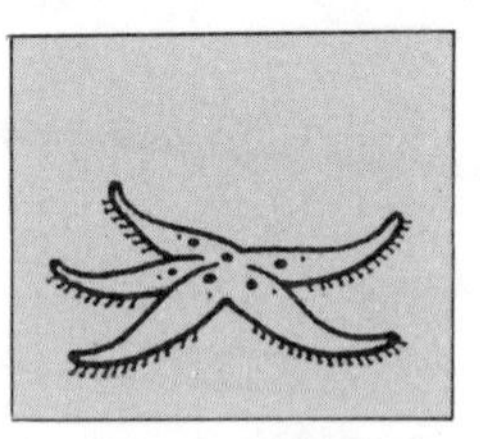

닭고기 맨살 장아찌 구이

미역 파 곁들임

• 160Kcal, • 단백질 15g, • 염분 1.1g

□재료 2인분

닭고기 넓적다리살(껍질 없이) 80g을 2장, 매실 장아찌 2개, 간장 1작은술, 술 2작은술, 미림 2작은술

샐러드유 1/2큰술, 마른 미역 4g, 파 1뿌리(80g)

□만드는 법

① 매실 장아찌를 씨를 빼 부드럽게 두드린다. 조미료를 넣어 섞는다.

② 닭고기를 ①에 15분 정도 재워둔다.

③ 닭고기를 국물채 오븐에서 굽는다. 파를 5cm로 썰어 닭고기와 함께 굽는다.

④ 구운 고기에서 나온 국물을 묽게 하여 미역을 넣고 푹 끓인다.

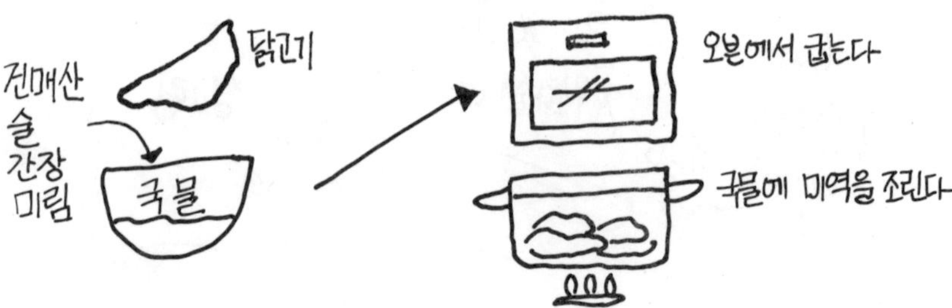

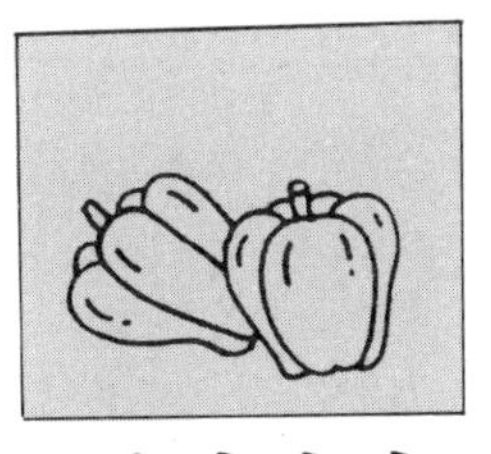

양파말이

• 100Kcal, • 단백질 12.1g, • 염분 1.3g

□재료 2인분

양파 300~400g, 닭고기 간 것 80g, 파 1/3뿌리, 생강 작은 것 1/2쪽, 소금 조금, 간장 1/3작은술

브이용 1컵, 소금 1/5작은술, 간장 2/3작은술

□만드는 법

① 한소금 끓은 물에 심을 도려낸 양파를 통째로 넣는다. 잎이 부드러워지도록 데쳐 물기를 뺀다.

② 닭고기 간 것을 칼등으로 두드려 더 부드럽게 한다. 다진 양파와 생강 조미료를 섞어 2등분한다.

③ 양파 잎을 2장 겹쳐 ②를 만다.

④ 냄비에 잎을 말고 만 양파를 놓고 브이용(bouillon)을 넣어 호일로 뚜껑을 하여 끓인다.

⑤ 한 번 끓으면 간을 하여 20분 정도 조린다.

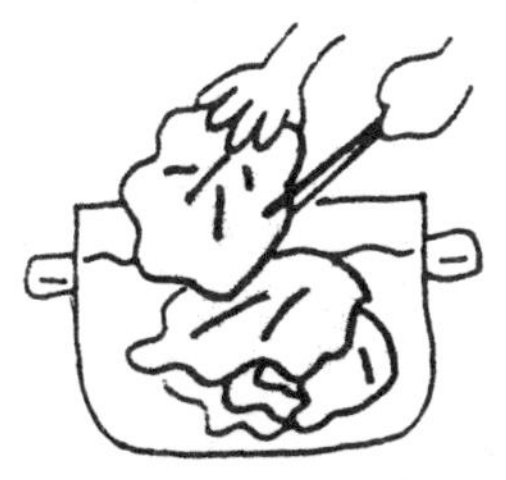

통째로 데친다

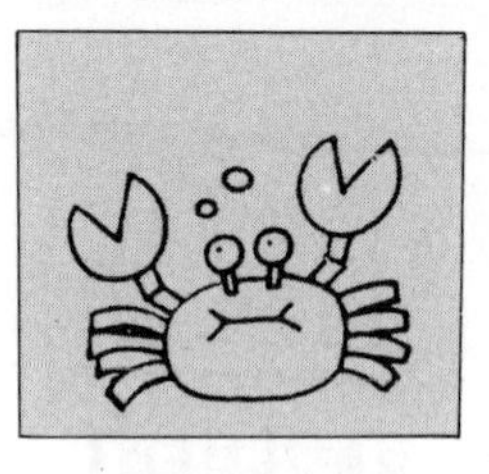

게완자

• 180Kcal, • 단백질 14.0g, • 염분 1.3g

□재료 2인분

게 통조림 80g, 송이버섯 40g, 파 1 / 2뿌리, 계란 2개, 샐러드유 2작은술

*소스 : 설탕 1작은술, 간장 1작은술, 식초 1작은술, 육수 80g, 녹말가루 1작은술, 그린피스 10g

□만드는 법

① 게를 으깬다. 파, 버섯을 채썰어 둔다.

② 1인분씩 게, 파, 버섯, 달걀을 넣어 섞는다.

③ 후라이팬을 달구어 샐러드유를 넣는다. 1인분씩 둥글게 양쪽면을 굽는다.

④ 속 조미료를 섞어 불에 얹는다. 걸죽해지면 불에서 내려 구워낸 계란 위에 얹는다.

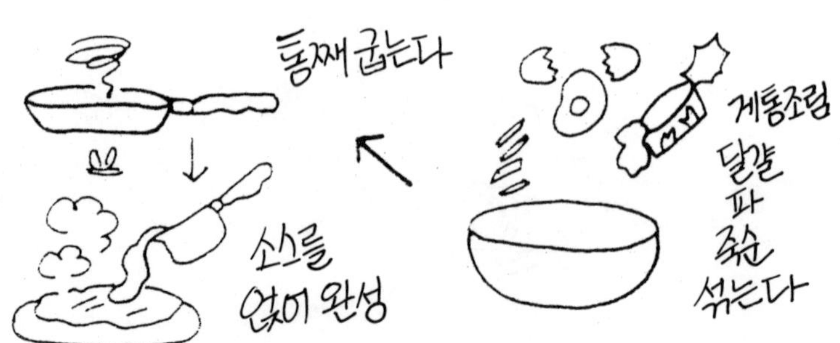

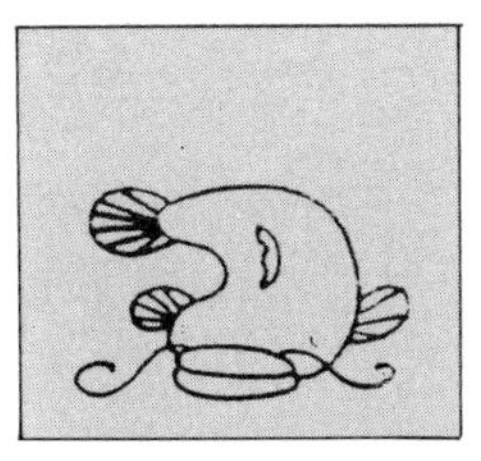

대구 냄비

• 154Kcal, • 단백질 20.3g, • 염분 1.4g

□재료 2인분

두부 1/2모, 대구 2토막, 쑥갓 80g, 배추 160g, 표고버섯 4장, 팽이버섯 2/3다발, 당근 20g, 모시 조개 10개, 다시마 6cm

간장 1큰술, 식초 2작은술, 미림 1작은술, 무 100g, 파 적당히, 유자 적당히

□만드는 법

① 두부는 8등분 하고 대구는 2토막 정도로 썬다. 배추는 굵직하게 썰고 표고 버섯은 자루를 떼어 내 썰고 팽이버섯은 뿌리를 잘라 둔다.

② 당근은 꽃모양으로 썬다.

③ 냄비에 다시마를 넣고 끓으면 재료를 넣는다.

④ 무는 갈아 둔다. 기호에 맞게 식초로 간을 한다.

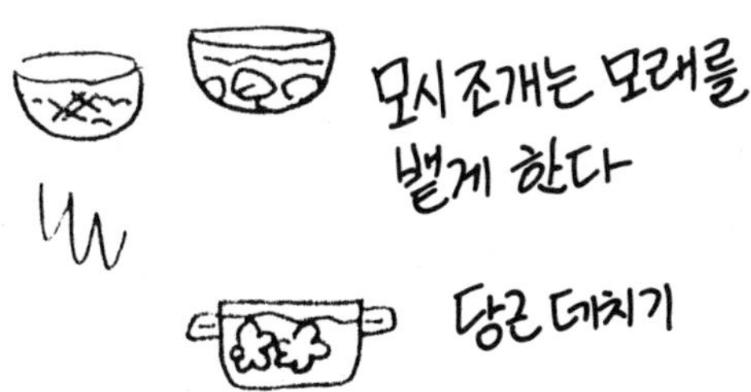

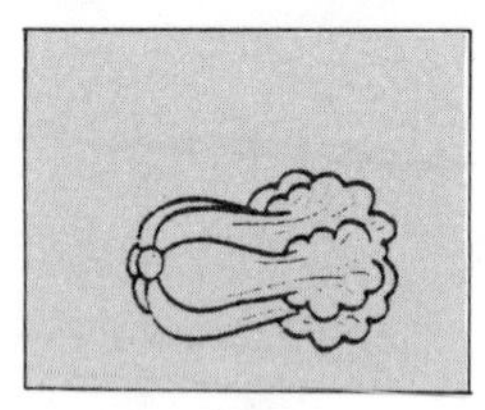

두부 햄버거

• 187Kcal, • 단백질 42.9g, • 염분 0.7g

□재료 2인분

두부 100g을 1/ 3모, 소고기 간 것 100g, 메추리알 2개, 소금 1/10작은술, 간장 조금

양파 60g, 샐러드유 1/2작은술

붉은 포도주 2작은술, 샐러드유 2작은술

*소스: 구운 국물 약간, 밀가루 2작은술, 스프 4큰술, 우스타소스 2/3작은술, 케찹 1/2큰술 레몬

□만드는 법

① 두부는 채에 행주를 깔고 으깨 물기를 짠다.

② 양파는 다져 볶는다.

③ 두부, 간 고기, 양파를 섞는다. 달걀을 넣어 잘 섞어 조미하여 햄버거 모양으로 만든다.

④ 달군 후라이팬에 기름을 붓고 햄버거를 넣어 굴리면서 강한 불에서 굽는다. 양면이 노릇하게 되면 붉은 포도주를 뿌린다. 뚜껑도 덮고 약한 불에 속까지 익힌다.

⑤ 레몬을 둥글게 썰어 위에 얹는다.

⑥ 소스는 햄버거를 구운 뒤 그 후라이팬에 밀가루를 넣고 스프 우스타소스 케찹을 넣어 끓인다.

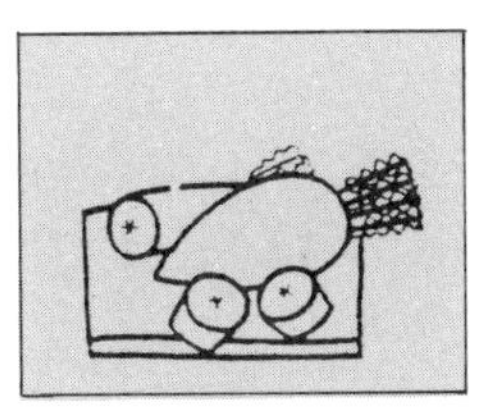

쇠고기 다짐

• 165Kcal, • 단백질 20.4g, • 염분 1~2g

□재료 2인분

쇠고기 넓적다리살 300g, 후추 적당히, 양파 40g, 레몬 2/3개, 식초 4큰술, 간장 1/2큰술, 술 4큰술

무 200g, 대파 0g, 마른 미역 5g, 떡잎 무 40g, 양파 80g

□만드는 법

① 쇠고기는 간장을 뿌려 으깬다.

② 잘 달구어진 후라이팬에 고기를 넣고 뚜껑을 떼어 약한 불에서 30분 정도 굽는다. 중심이 핑크빛이 되면 얼음물을 부어 급속히 식힌다.

③ 양파와 얇게 썬 레몬 조미료를 섞어 식힌 고기를 2~3시간 재워 둔다.

④ 고기를 슬라이스하고 미역 떡잎 무, 슬라이스한 양파, 무즙, 대파 등을 담는다. 고기를 담구었던 국물은 소스로 이용한다.

*생잎채는 샐러드 감각으로 듬뿍 곁들인다.

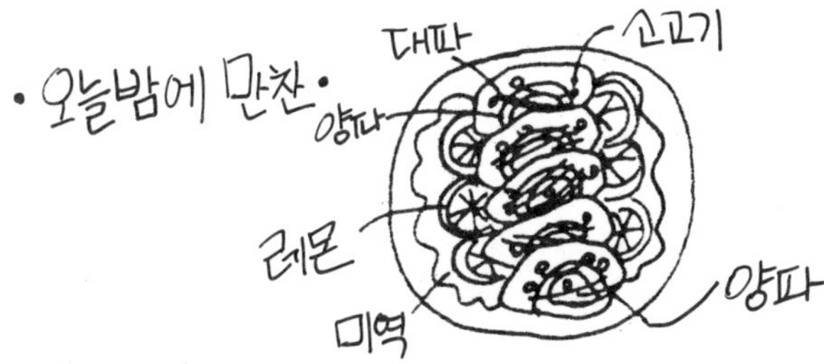

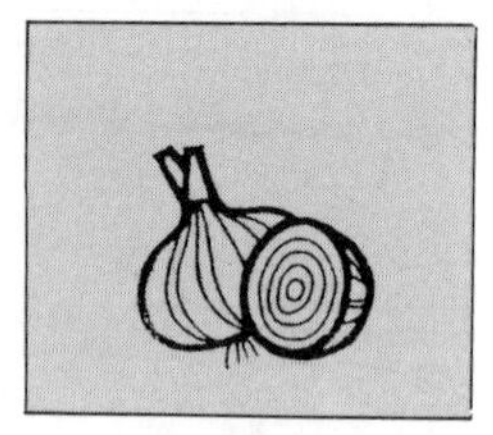

쇠고기 등심 소테

버섯 소스

• 187Kcal, • 단백질 19.0g, • 염분 0.6

□재료 2인분

소고기 등심 80g을 2장, 붉은 포도주 2큰술, 소금 조금, 후추 조금, 샐러드유 1/2큰술

송이 버섯 30g, 양송이 버섯 30g, 혼도보 1/2컵, 로리에

마아가린 1/2작은술, 밀가루 2작은술

□만드는 법

① 고기에 붉은 포도주를 뿌려 둔다. 굽기 직전에 소금, 후추를 뿌린다.

② 두툼한 후라이팬에 기름을 넣어 달구어 고기를 굽는다.

③ 고기를 꺼낸 후라이팬에 송이 버섯, 양송이 버섯을 넣고 혼도보와 로리에를 넣어 4~5분 끓인다.

④ 마아가린과 밀가루를 잘 섞어 ③에 넣어 농도를 주어 소스로 이용한다.

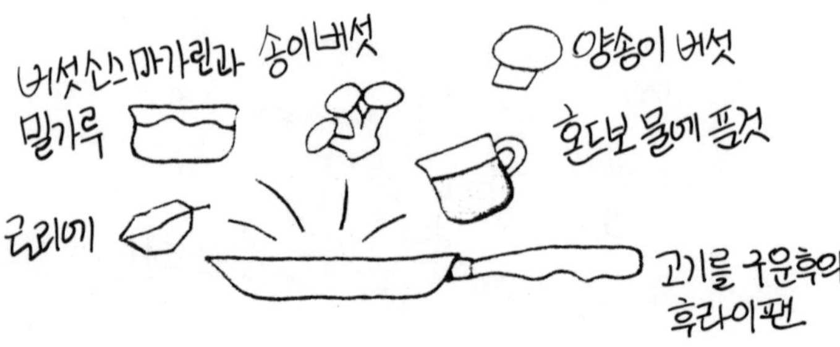

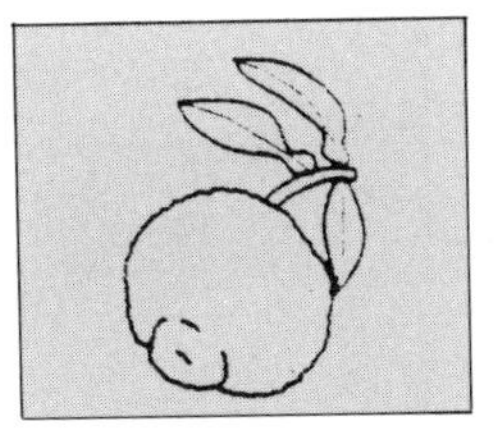

돼지고기와 매실 찜

• 182Kcal, • 단백질 15.8g, • 염분 2.1g

□재료 2인분

돼지고기 등심 120~150g, 버섯 60g, 곤약 70g, 당근 40g, 죽순 2장

매실 2/3큰술, 생강즙 4g, 술 1작은술, 된장 1/2작은술, 설탕 2작은술, 녹말가루 1/2큰술, 샐러드유 2작은술, 참기름 1/4 작은술, 버섯 담군 물 40g

대파 20g

□만드는 법

① 돼지고기 등심은 5mm 두께의 한 입 크기로 썰고 야채는 대강 썰어 데친다.

② 표고 버섯은 물에 불려 채썬다.

③ 매실과 조미료를 섞는다.

④ 돼지고기와 야채와 ②를 섞어 찜통에서 15~20분 찐다. 도중에 위 아래를 뒤집어 맛이 골고루 배게 2회 정도 섞는다.

⑤ 접시에 담고 대파를 뿌린다.

조합 조미료

(매실. 고추장.술. 생강즙. 설탕. 밀가루
샐러드유. 표고버섯 담구었던물.
참기름)

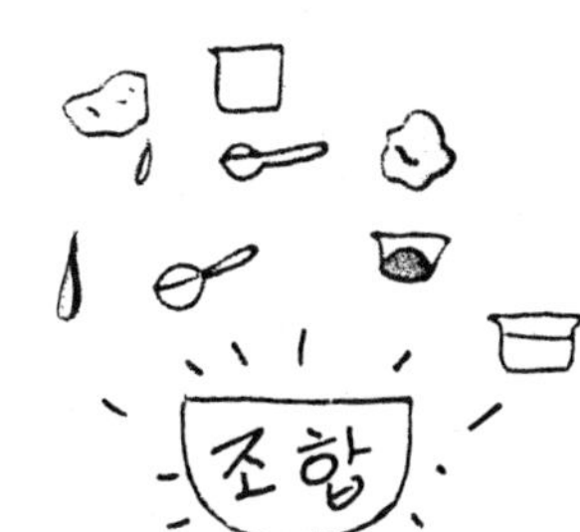

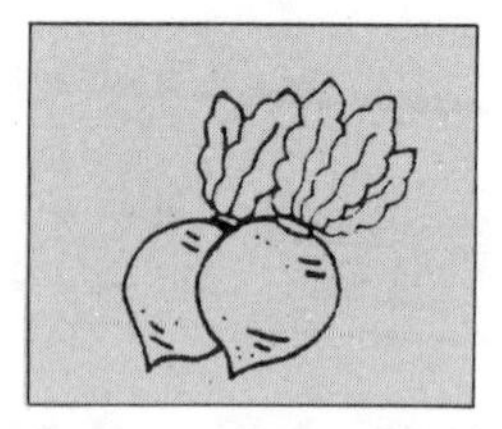

헬시 스파게티

• 465Kcal, • 단백질 21.3g, • 염분 0.7g

□재료 2인분

소고기 넓적다리 살 60g, 두부 1모, 양파 1/2개, 피망 1개, 당근 50 g, 표고 버섯 3장, 셀러리 30g, 완숙 토마토 1개, 마늘 1/2쪽, 올리브유 1큰술

끓인 물 1컵, 로리에, 부이용큐브(bouillen cube) 2/3개

술 1큰술, 미림 1작은술, 케찹 1~2작은술, 스파케티 110g, 버터 2작은술, 소금 1.0g 치즈 1장, 파슬리 다진 것 14g

□만드는 법

① 두부는 물기를 빼내 다진다. 야채는 대강 썬다. 토마토를 껍질을 벗겨 다진다.

② 달군 냄비에 올리브오일을 넣고 2쪽의 마늘을 갈색이 나도록 볶아 향이 한 소큼 나간 뒤 꺼낸다.

③ 우선 양파를 넣어 볶고 야채를 전부 넣고 고기와 두부도 넣어 볶는다.

④ 토마토를 넣고 끓인 물, 로리에 브이용큐브, 술, 미림을 넣어 40~1시간 동안 끓여 케찹으로 맛을 낸다.

⑤ 삶은 스파게티를 버터로 볶아 ④의 소스를 얹은 다음 가루 치즈 파슬리를 다져 뿌린다.

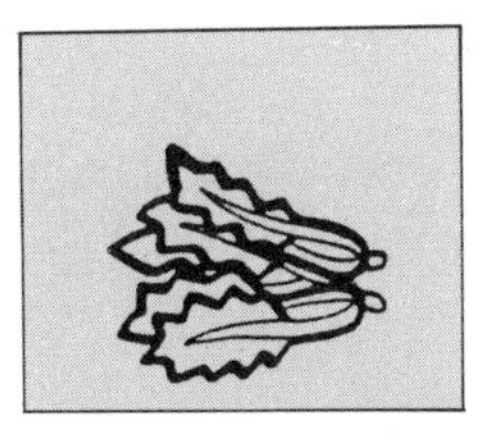

버섯 스파게티

• 291Kcal, • 단백질 13.3g, • 염분 1.4g

□재료 2인분

스파게티 110g, 표고 버섯 40g, 양송이 버섯 40g, 송이 버섯 40g, 팽이 버섯 40g, 시푸드믹스(seafood mix) 60g, 붉은 고추 1개, 마늘 한 조각, 올리브유 1/2큰술, 버터 1/2큰술, 흰 포도주 1큰술, 간장 2작은술, 소금 1/5작은술, 후추 조금

대파, 풋고추

□만드는 법

① 표고버섯은 채썰고 매슈룸은 얇게 썬다. 팽이 버섯은 3~4cm로 썬다.

② 달군 후라이팬에 올리브유와 버터를 넣어 반으로 썬 마늘을 넣고 볶아 향을 낸다.

③ 씨를 빼 1/2로 썬 붉은 고추를 넣고 향을 낸 다음 마늘과 고추를 꺼내고 버섯과 시푸드믹스(seafood mix)를 볶는다.

④ 흰포도주, 간장, 소금, 후추로 조미한다.

⑤ 삶은 스파게티를 넣어 재빨리 볶는다. 접시에 담고 대파를 뿌린다. 기호에 따라 풋고추를 얹는다.

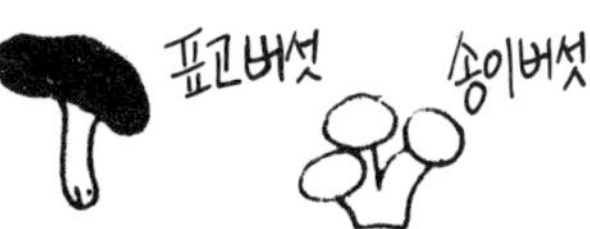

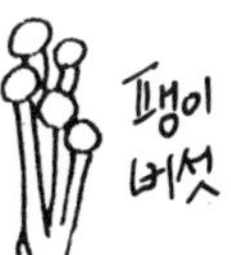

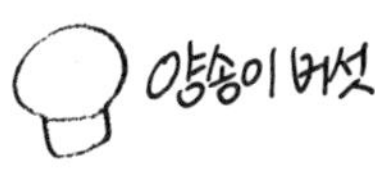

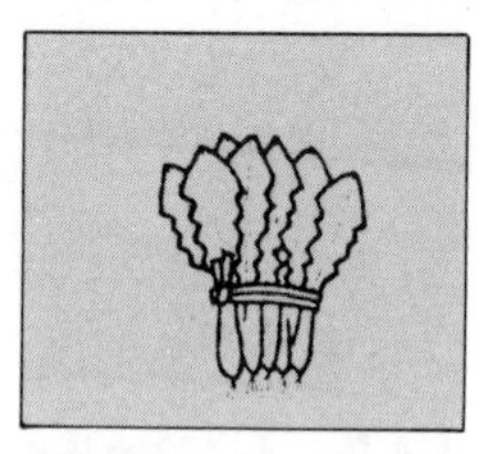

시금치 무침

• 22Kcal, • 단백질 3.1g, • 염분 0.8g

□재료 2인분

시금치 140g, 송이 버섯 40g, 술 1/2 작은술, 간장 1/2큰술, 육수 4작은술

유자 1개

□만드는 법

① 끓는 물에 소금을 넣어 시금치를 데친다.

② 데쳤으면 물기를 빼 4~5cm로 썬다. 간장과 육수를 섞어 반의 양으로 한 번 시금치를 무친다. 꼭 짠 다음 나머지 양으로 다시 한 번 무친다.

③ 송이 버섯은 호일에 넣어 술을 뿌려 쌓아 굽는다.

④ 그릇에 시금치를 담고 유자 채 썬 것으로 장식한다.

⑤ 시금치를 데칠 때는 뿌리부터 먼저 넣는다.

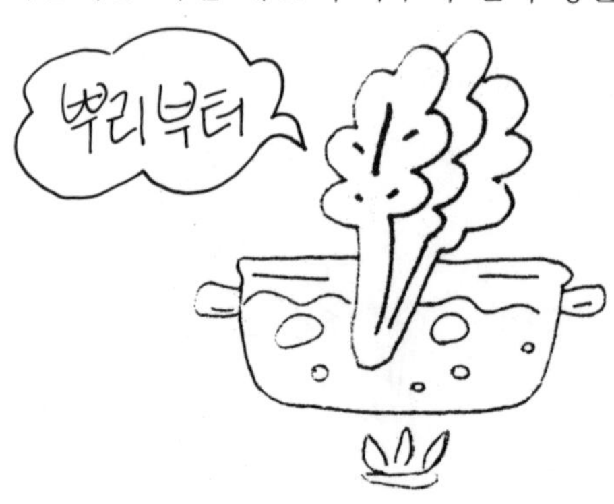

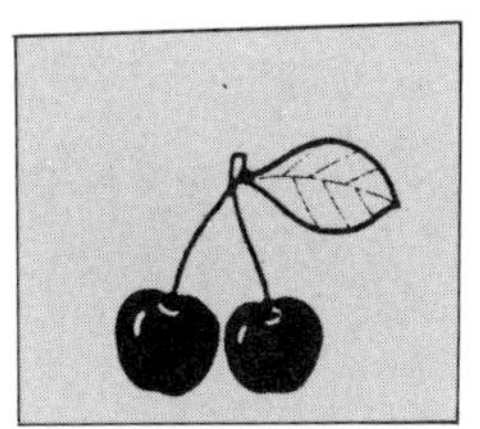

아스파라거스 겨자 무침

• 25Kcal, • 단백질 4.0g, • 염분 0.3g

□재료 2인분

그린 아스파라거스(가는 것) 60g, 두릅 40g, 오징어 40g, 간장 2/3 작은술, 육수 1작은술

겨자 1/2작은술

□만드는 법

① 아스파라거스는 손으로 구부려 꺾이는 부분부터 먼저 사용한다. 소금을 넣은 끓는 물에 데친다. 냉수에 헹궈 4~5cm로 썬다.

② 두릅은 아스파라거스와 마찬가지로 썰어서 식초물에 재운다.

③ 오징어도 두릅 크기로 썰어 데쳐 물에 헹군다.

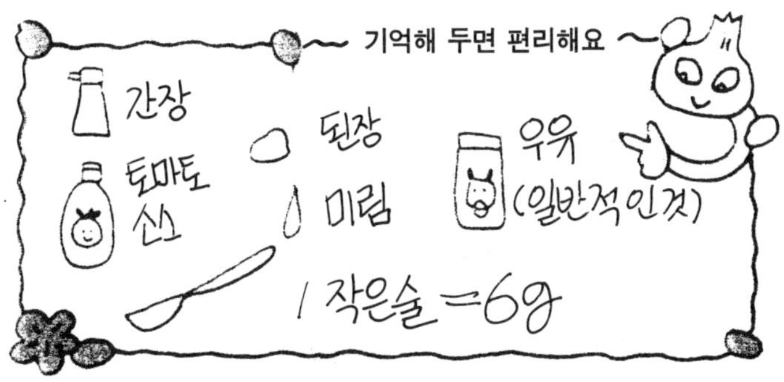

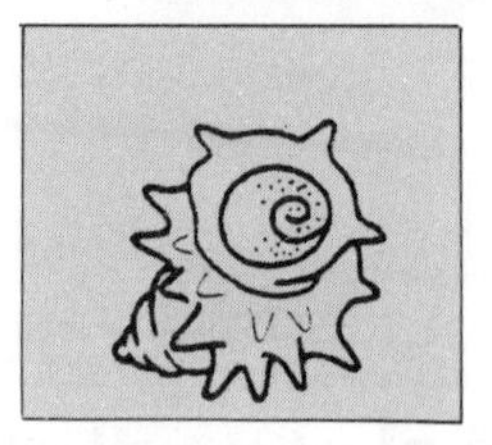

쑥갓 참깨 된장 무침

• 37Kcal, • 단백질 6.4g, • 염분 1.1g

□재료 2인분

쑥갓 150g, 흰 깨 6g, 간장 1작은술, 육수 2작은술

된장 2/3작은술, 흰 깨 6g, 설탕 1작은술, 육수 1작은술

□만드는 법

① 쑥갓은 4~5cm로 썰어 데쳐 물기를 가볍게 짠다.

② 당근은 1cm×3cm로 썰어 데친다.

③ 두릅은 당근과 같은 크기로 썰어 식초물에 담군다.

④ 청대완두는 데쳐 3cm 길이로 어슷 썬다.

⑤ ①②③④의 물기를 빼 조미료로 무친다.

*술, 설탕, 간장, 된장을 섞어 참깨 페스트를 만든다.

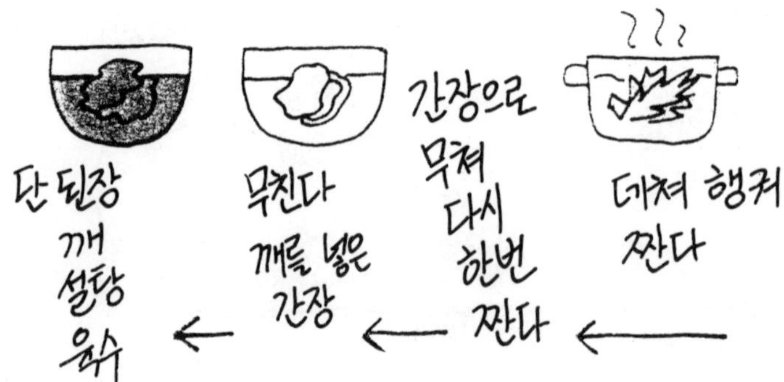

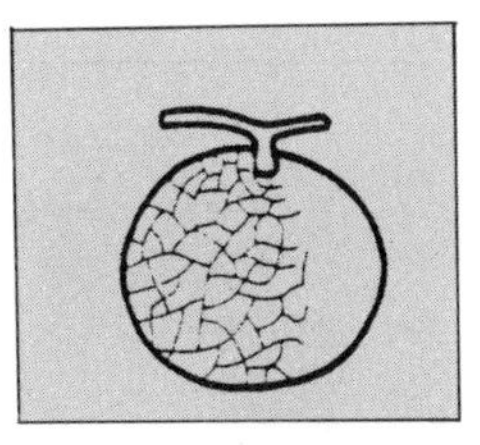

미역 식초 무침

• 22Kcal, • 단백질 0.6g, • 염분 0.6g

□재료 2인분

생미역 40g, 식초 1/2큰술, 간장 2/3작은술, 설탕 1/10 작은술, 유자 1/6개

오이 1개, 소금 1.5g

□만드는 법

① 생미역은 물에 불린다.

② 유자 껍질을 채 썰어 식초와 섞는다.

③ 오이는 얇게 썰어 소금을 뿌린다.

④ 오이가 숨이 죽으면 물기를 짜고 미역도 물기를 짜 조합 식초로 무쳐 남은 유자를 얹는다.

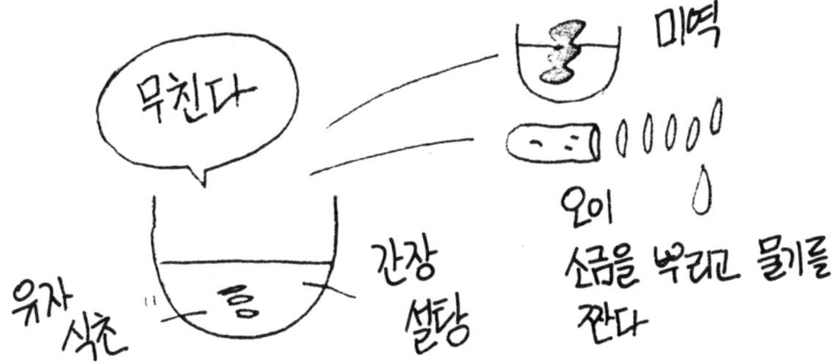

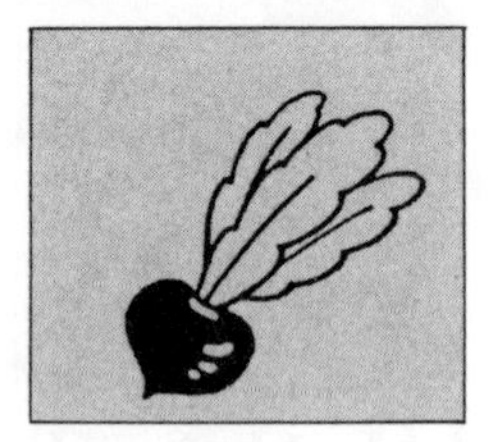

채소 식초 무침

• 47Kcal, • 단백질 0.6g, • 염분 0.6g

□재료 2인분

두릅 40g, 토마토 60g, 생미역 10g

오이 1 / 2개, 샐러드유 2작은술, 식초 1작은술, 소금 1 / 5작은술, 후추 조금

□만드는 법

① 두릅은 4~5cm로 썰어 껍질을 벗겨 식초물에 담군다.

② 토마토를 굵직하게 채썰고 생미역은 물에 불린다.

③ 오이는 갈아 샐러드유 식초, 소금, 후추를 섞는다.

④ ①②는 그릇에 담아 식초를 끼얹는다.

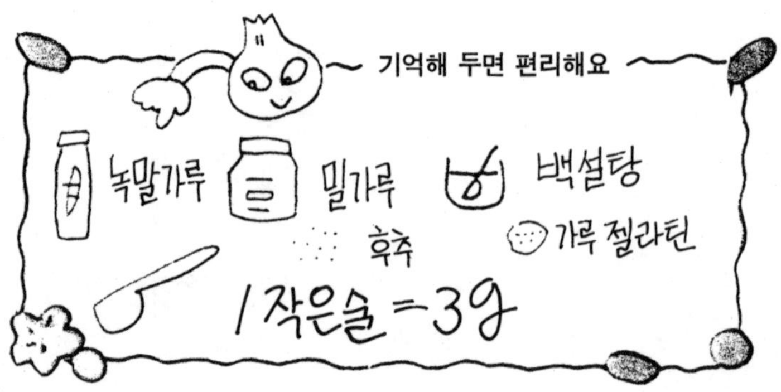

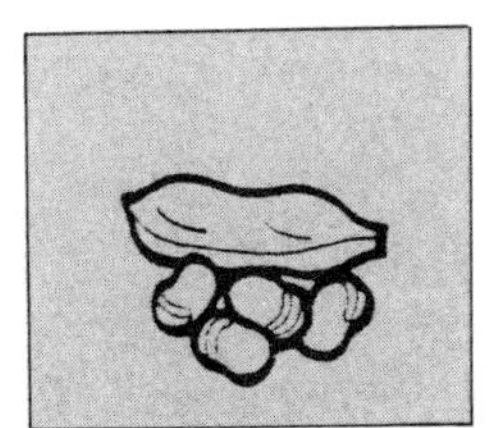

버섯 구이와 누에콩 식초깨 무침

• 88Kcal, • 단백질 8.2g, • 염분 0.5g

□재료 2인분

닭 가슴살 1개, 술 1작은술, 생표고버섯 2장, 누에콩 30g, 흰 깨 1작은술, 참깨 1큰술, 설탕 1/2큰술, 엷은 간장 1작은술, 식초 1/2큰술, 육수 1작은술

□만드는 법

① 닭 가슴살은 호일에 넣어 술을 뿌려 석쇠 위에 구운 뒤 얇게 찢어 구워낸 국물에 담구어 둔다.

② 생표고 버섯은 석쇠에 구워 4mm 폭으로 썬다.

③ 누에콩은 푸르게 데쳐 둔다.

④ 깨에 설탕 간장 식초 육수를 넣어 무침옷을 만든다.

⑤ 흰깨는 으깬다.

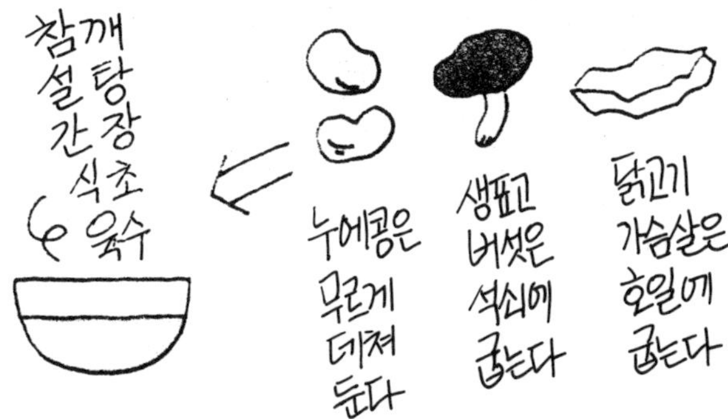

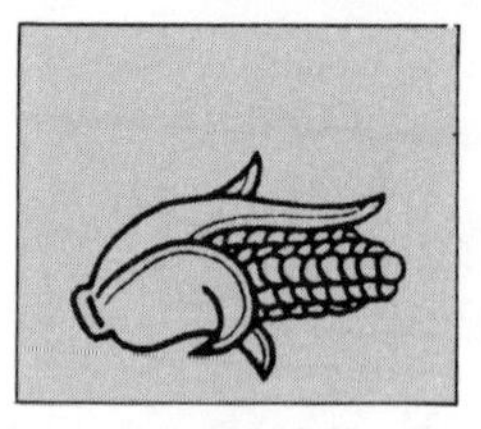

다시마 매실 드레싱

• 94Kcal, • 단백질 2.7g, • 염분 0.9g

□재료 2인분

다시마 6g, 떡잎 무 20g, 당근 20g, 햄 20g

매실 1/4큰술, 식초 2작은술, 샐러드유 4작은술, 간장 1작은술

□만드는 법

① 다시마는 물에 불려 3~4회 물을 바꾸어 씻는다.

② 떡잎 무는 씻어 1/2로 썬다. 당근과 햄은 채썬다.

③ 매실, 식초, 샐러드유, 간장은 섞어 매실 드레싱을 만든다.

④ 다시마, 떡잎 무, 당근, 햄을 그릇에 담고 매실 드레싱을 위에 뿌린다.

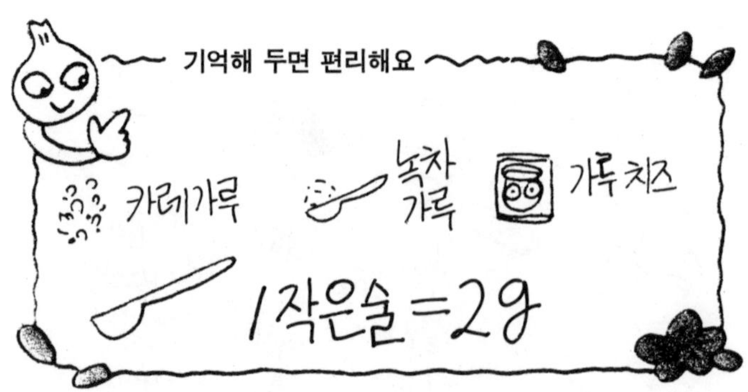

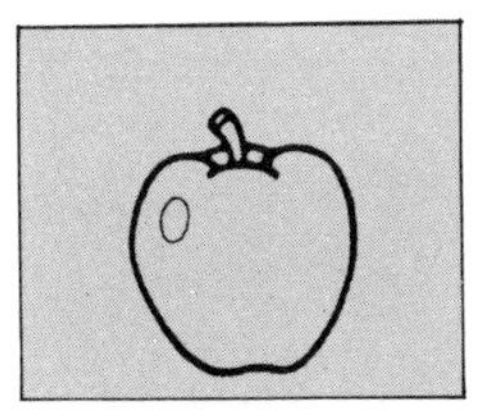

닭 가슴살 샐러드

• 91Kcal, • 단백질 11.1g, • 염분 1.2g

□재료 2인분

닭 가슴살 80g, 술 1/2큰술, 소금 1/10작은술, 양배추 80g, 당근 20g, 오이 40g

흰깨 1/2큰술, 참기름 1작은술, 간장 1/3작은술, 육수 1작은술, 식초 1큰술, 소금 1/5작은술

□만드는 법

① 호일에 닭 가슴살을 얹어 술과 소금을 뿌려 구워 즙은 육수 국물에 따르고 가슴살은 손으로 찢는다.

② 양배추는 채 썰고 당근은 가늘게 채썰고 오이도 채 썬다.

③ 흰깨, 참기름, 간장, 육수, 식초, 소금을 섞는다.

④ 재료를 전부 섞어 무친다.

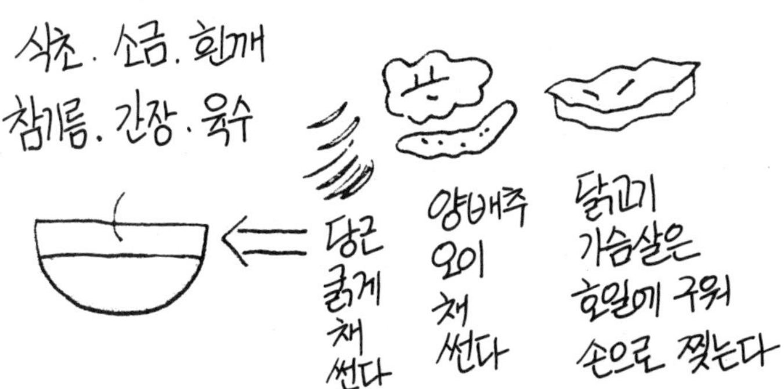

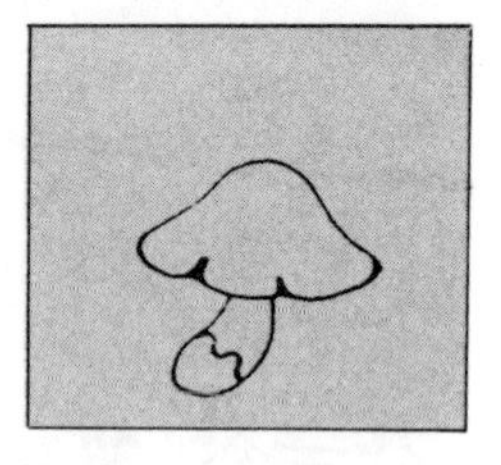

버섯 스테이크

• 90Kcal, • 단백질 4.7g, • 염분 0.5g

□재료 2인분

송이 버섯 100g, 생표고 버섯 100g, 팽이 버섯 100g, 계란 1개, 녹말가루 1작은술, 후추 조금, 샐러드유 1작은술

무 50g, 대파 2~3뿌리

식초 1작은술, 샐러드유 1작은술, 간장 1작은술

□만드는 법

① 버섯은 씻어 1cm로 썬다.

② 무는 갈고 대파는 다진다.

③ 식초, 샐러드유, 간장을 섞어 드레싱을 만든다.

④ 물기를 뺀 버섯에 달걀을 넣고 간장을 치고 녹말가루를 넣어 잘 섞어 작은 햄버거 모양으로 후라이팬에 굽는다.

⑤ 구웠으면 무즙과 대파를 얹어 드레싱을 친다.

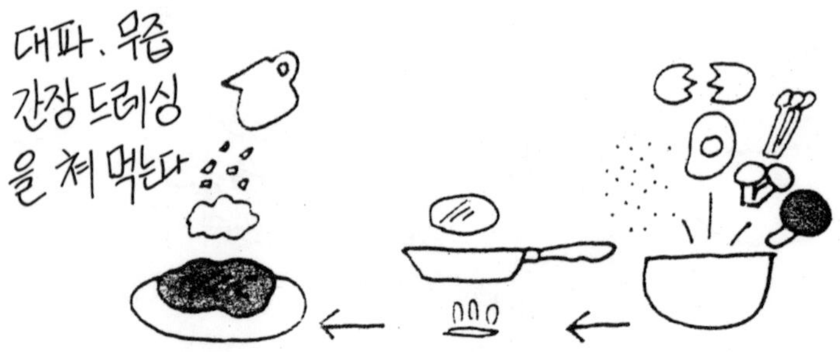

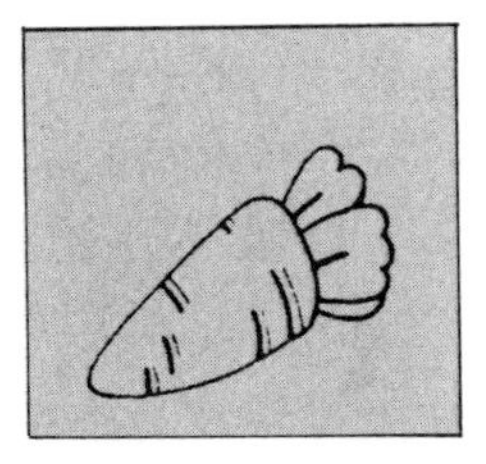

백 무침

• 94Kcal, • 단백질 4.8g, • 염분 1.0g

□재료 2인분

당근 30g, 말린 표고버섯 2장, 곤약 1/8개, 육수, 표고 버섯 불린 물 40g, 간장 1작은술, 설탕 1/2큰술, 시금치 60g, 두부 1/5모, 참깨 1작은술, 흰깨 2작은술, 설탕 1큰술, 소금 0.6g, 엷은 간장 1/3작은술

□만드는 법

① 당근과 곤약은 두툼하게 채썰고 말린 표고 버섯은 물에 불려 채 썬다. 시금치는 데쳐 3cm로 썰어 물기를 짠다.

② 흰깨는 볶아 잘 으깨 설탕, 소금, 간장을 넣어 섞어 거기에 참깨를 넣는다. 두부를 조금씩 넣어가며 으깬다.

③ 당근, 표고버섯과 곤약은 육수와 표고버섯 불린 국물, 간장, 설탕을 섞어 한 번 끓인 뒤 식힌다.

④ 식힌 내용물에 ②를 무쳐 그릇에 담는다.

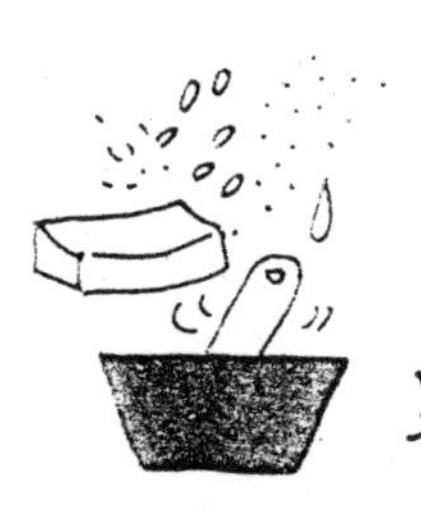

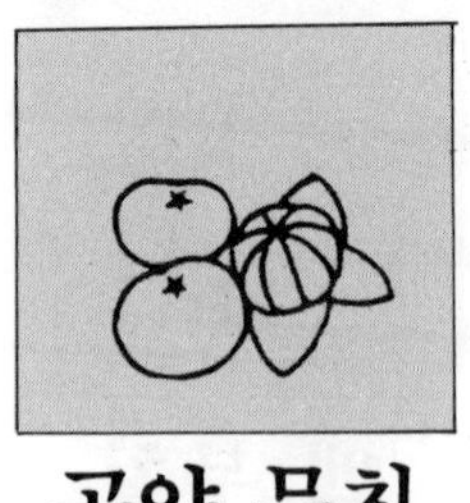

곤약 무침

• 97Kcal, • 단백질 6.0g, • 염분 0.1g

□재료 2인분

당근 20g, 곤약 1/5모, 육수 40g, 설탕 2/3작은술, 간장 1.6g
완두콩 100g, 설탕 1큰술, 술 1큰술

□만드는 법

① 당근과 곤약은 2×5cm로 썰어 육수, 설탕, 간장으로 한 번 끓여 둔다.

② 콩은 삶아 색을 내기 위해 조금 남기고 나머지는 으깬 뒤 설탕을 넣는다.

③ 한 번 삶은 당근과 곤약을, 술을 넣은 ②로 무친다.

빵가루
녹차의 잎
1작은술 = 1g
기억해 두면
편리해요

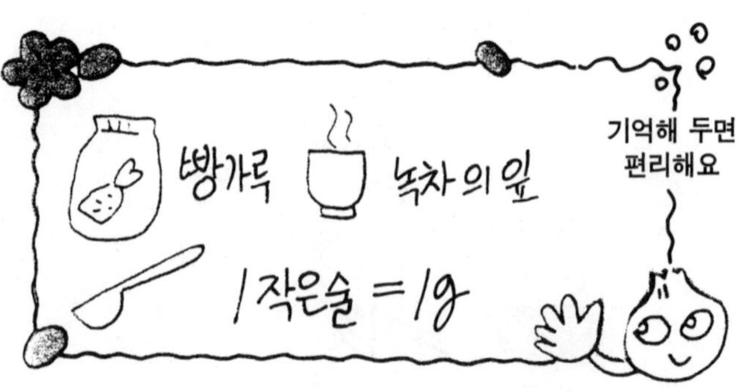

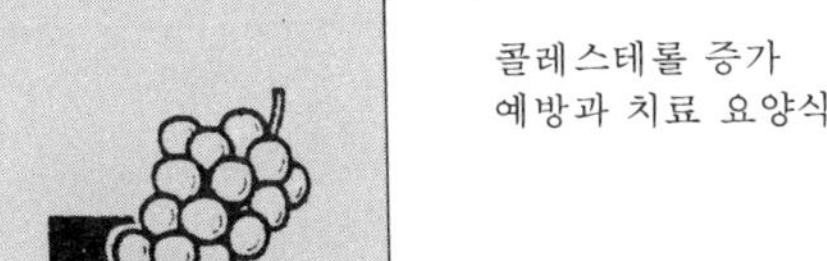

삼색 볶음

• 87Kcal, • 단백질 3.0g, • 염분 0.7g

□재료 2인분

크레송 100g, 당근 200g, 뱅어 3큰술, 기름 3큰술, 육수 1큰술, 미림 1큰술, 간장 1큰술, 소금 1/5작은술

□만드는 법

① 크레송은 굵은 줄기 부분을 세로로 반으로 잘라 3~4cm 길이로 썬다.

② 당근은 크레송과 마찬가지로 크게 썰고 뱅어는 살짝 씻는다.

③ 기름을 둘러 달군 냄비에 당근을 넣어 볶고 크레송과 뱅어를 넣어 살짝 볶는다.

④ ③에 육수와 조미료를 넣어 볶는다.

※ 뱅어를 잘 볶는 요령은 뚜껑을 덮지 않는 것.

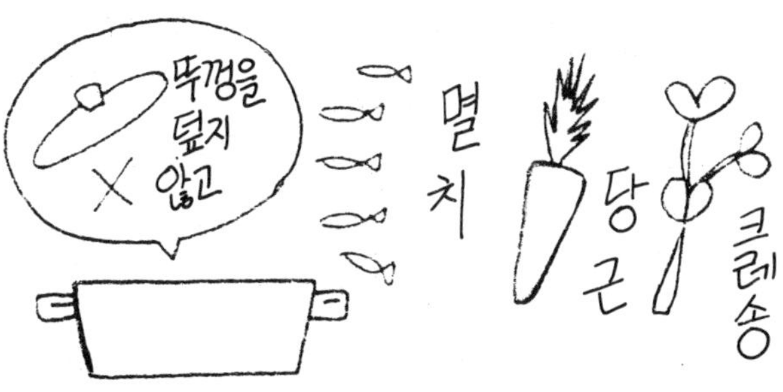

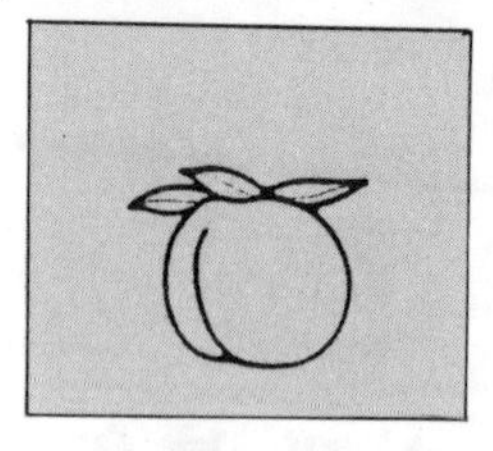

토란 조림

• 70Kcal, • 단백질 4.4g, • 염분 0.7g

□재료 2인분

토란 140g, 곤약 100g, 당근 40g, 꼬투리째 먹는 완두 30g, 육수 1컵, 설탕 1큰술, 간장 1작은술, 유자 껍질 약간

□만드는 법

① 토란은 껍질을 벗겨 한 번 살짝 데쳐 끈기를 없앤다.

② 곤약은 데쳐 깍둑 썰고 당근은 큼직하게 썰어 둔다.

③ 냄비에 육수, 재료를 넣고 조미하여 불을 켠다. 한 번 끓으면 약한 불로 20분 정도 조린다.

④ 꼬투리째 먹는 완두는 씻어 소금을 뿌려 끓는 물에 푸르게 데쳐 곁들인다.

⑤ 그릇에 담고 유자를 곁들인다.

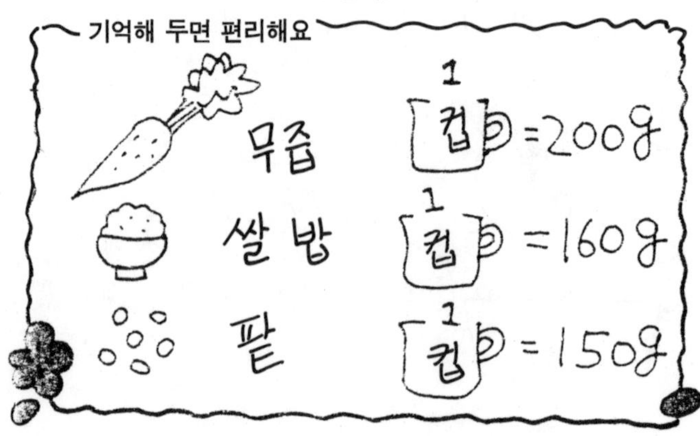

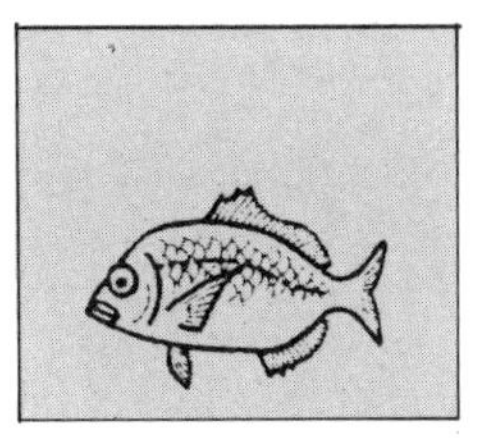

유부 무침

• 128Kcal, • 단백질 7.4g, • 염분 1.7g

□재료 2인분

유부 30g 작은 것 2개, 당근 40g, 죽순 50g, 육수 1컵, 설탕 1/2큰술, 간장 1/4큰술, 술 2/3큰술

순무 변종 80g, 산초나무 순 1장

□만드는 법

①유부는 끓인 물을 부어 기름기를 뺀다.

② 당근은 굵게 썰고 죽순도 3mm 정도로 썬다.

③ 냄비에 죽순 ,당근, 유부를 넣고 자작하게 육수를 붓는다. 설탕과 술을 넣어 10분 정도 조린다.

④ 간장을 넣어 5~6분 졸여 불을 끈다.

⑤ 식탁에 내기 전에 미리 데쳐 둔 3cm 길이의 순무 변종을 넣어 데워 산초나무 순을 얹는다.

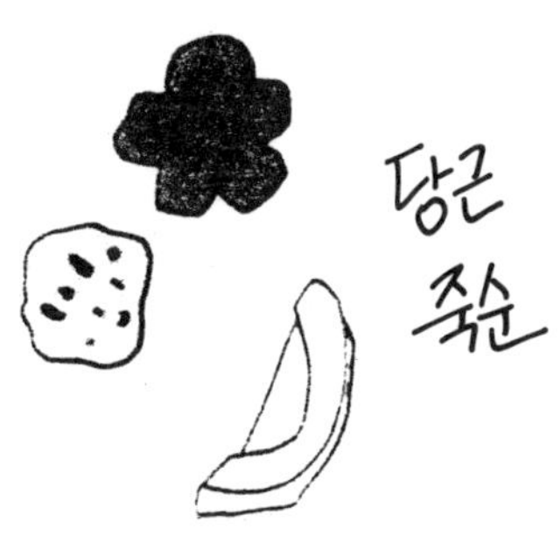

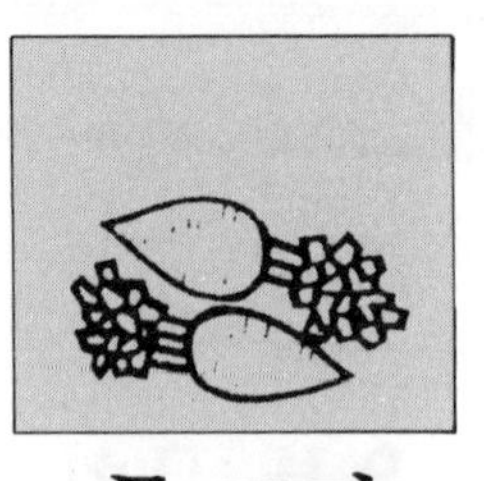

무 조림

• 49Kcal, • 단백질 1.7g, • 염분 0.7g

□재료 2인분

무 200g, 다시마 10cm, 물

*양념 된장 : 된장 100g, 술 30g, 미림 12g, 설탕 8g, 난황 1 / 2개

유자 조금

□만드는 법

① 무는 3cm 정도로 두툼하게 썰어 껍질을 벗긴다. 밑에 칼집을 넣어 둔다.

② 냄비에 다시마를 깔고 무를 얹어 자작하게 물을 붓는다. 끓기 시작하면 약한 불로 약 1시간 정도 젓가락이 쑥 들어갈 정도로 부드럽게 조린다.

③ 된장, 술, 미림, 설탕, 난황을 섞어 얹고 유자를 위에 곁들인다.

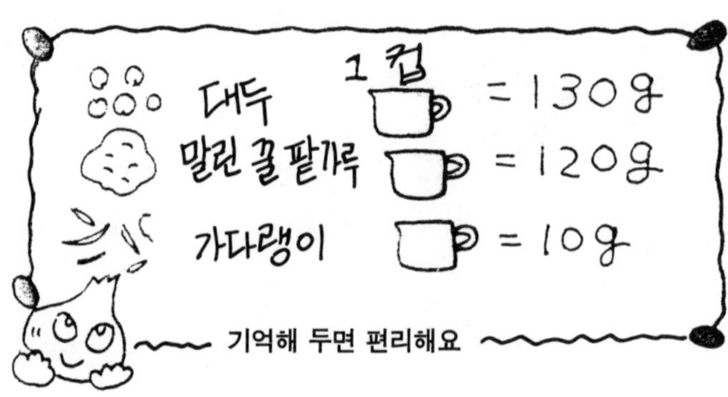

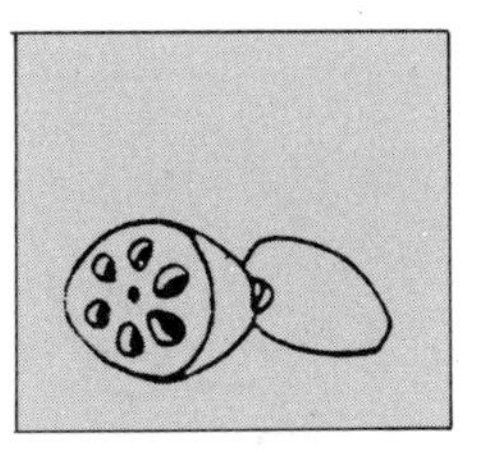

토란 조림

• 47Kcal, • 단백질 1.0g, • 염분 0.6g

□**재료 2인분**

토란 120g, 곤약 1/2장, 다시마 8cm

*양념 된장 : 된장 1큰술, 설탕 1큰술, 술 1작은술, 미림 2/3작은술, 육수 2작은술

□**만드는 법**

① 토란은 껍질을 벗겨 한 번 데쳐 끈기를 없앤다.

② 곤약은 살짝 뜨거운 물에 담구었다 꺼낸다.

③ 냄비에 다시마를 깔고 토란과 곤약을 넣어 짜작하게 물을 붓고 조린다.

④ 된장과 설탕, 술, 미림, 육수를 섞어 불에 올려 잘 젓는다.

※ 된장 대신 고추장을 사용할 때는, 고추장 1, 미림 1, 설탕 1의 비율로 섞어 불에 올려 잘 젓는다.

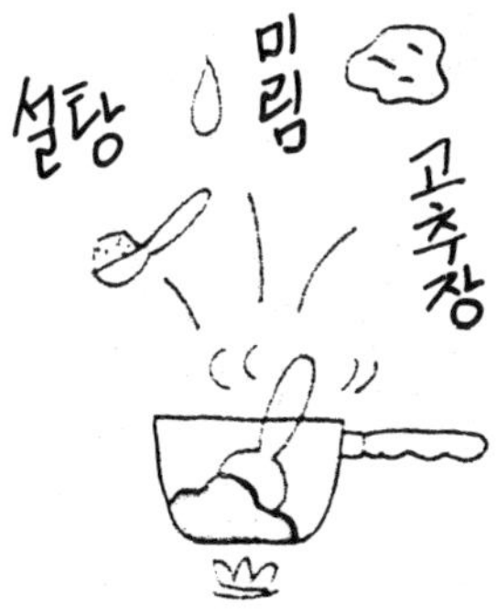

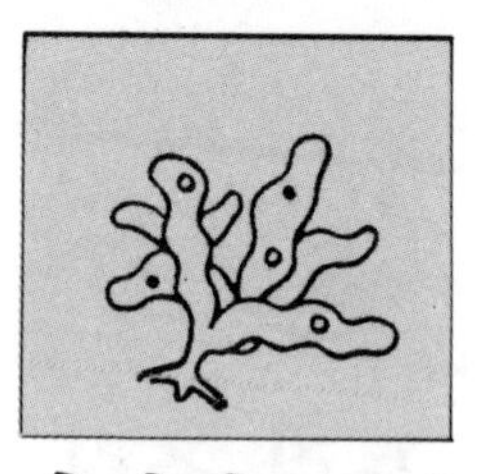

다시마 조림

• 33Kcal, • 단백질 2.6g, • 염분 0.9g

□재료 2인분

다시마 6g, 당근 10g, 닭고기 20g, 목이 버섯 2g, 참기름 1/2작은술, 간장 1작은술, 미림 2/3작은술, 생강즙 1/2작은술, 육수 1/4컵

□만드는 법

① 다시마는 물에 불리고 당근은 채썬다. 목이 버섯은 물에 불려 다지고 닭고기는 채 썬다.

② 냄비에 참기름을 둘러 내용물을 볶는다. 육수를 붓고 부드러워질 때까지 조려 간을 한다.

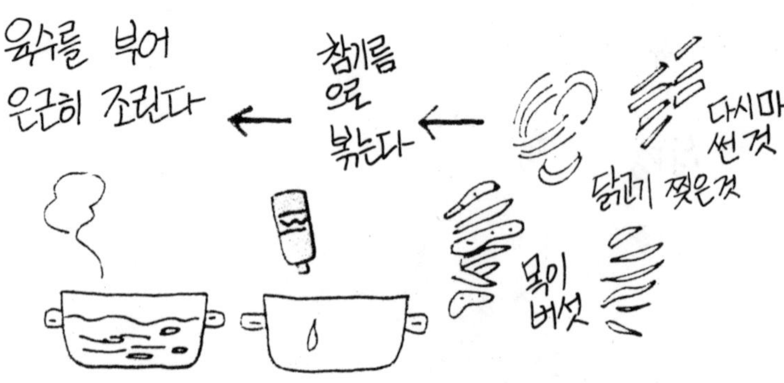

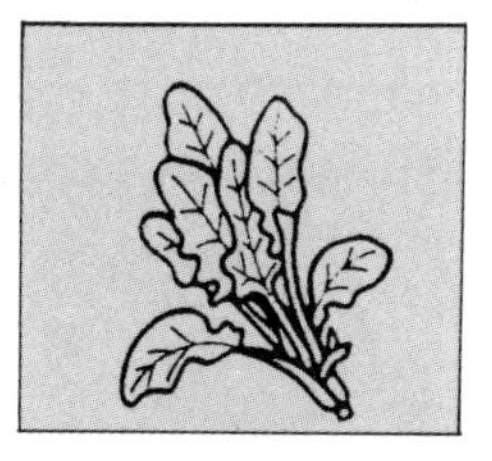

녹미채 조림

• 71kcal • 단백질 2.9g • 염분 1.1g

□재료 2인분

녹미채 10g, 당근 20g, 유부 20g, 기름 1작은술, 육수 적당히, 간장 1/2큰술, 미림 1/2큰술

□만드는 법

① 녹미채는 물에 불린다. 당근, 유부는 채 썬다.

② 당근을 볶다가 녹미채와 유부를 넣는다. 육수를 자작하게 부어 10분 정도 부드럽게 조린 뒤 간장과 미림으로 간을 한다.

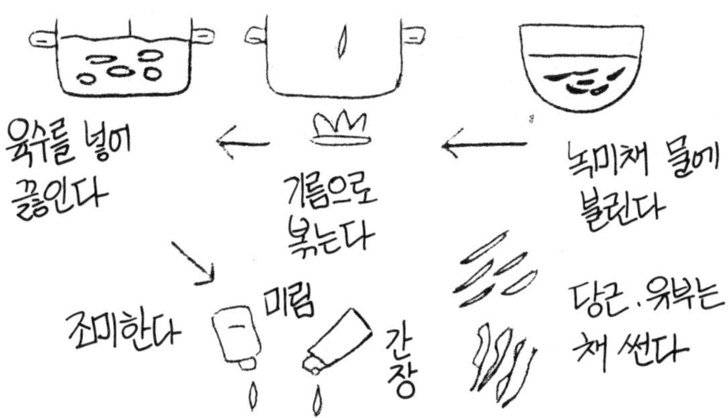

미역 젤리

• 39kcal • 단백질 7.2g • 염분 0.8g

□재료 2인분

생미역 4g, 닭고기 가슴살 40g, 술 1작은술, 팽이버섯 20g
구운 국물, 육수 80g, 간장 2 / 3작은술, 술 1작은술, 소금 1 / 5작은술
가루 젤라틴 1작은술, 물 1 1 / 3큰술
레터스 60g

□만드는 법

① 미역은 불려 채 썰고 팽이버섯은 1 / 2 길이로 찢는다.

② 닭고기 가슴살은 술을 뿌려 호일에 구워 찢는다.

③ 육수는 닭고기 구운 국물에 넣어 조미하고 물에 불린 미역과 가슴살을 넣어 한 번 끓인다.

④ 분량의 물에 젤라틴을 넣어 3분 후 따뜻한 물에 녹여 ③에 넣고 상온이 될 때까지 저으면서 식힌다.

⑤ 식은 다음 틀에 넣어 얼린다.

⑥ 레테스를 채 썰어 물에 담구었다가 싱싱하게 살아 날 때 물기를 없애 젤리 밑에 깐다.

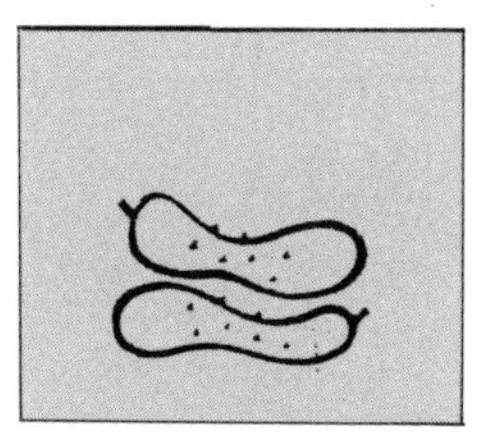

국화와 닭고기 가슴살 식초 무침

• 51kcal • 단백질 7.5g • 염분 0.5g

□재료 2인분

국화 2개, 닭고기 가슴살 1토막, 소금 조금, 술 2작은술, 오이 작은 것 1개, 소금 조금, 식초 2작은술, 소금 조금, 설탕 1/2큰술

□만드는 법

① 국화는 조리에 담아 식초를 탄 뜨거운 물에 살짝 데쳐 물기를 뺀 뒤 칼집을 넣어 한 잎 한 잎 떨어지게 한다.

② 닭고기 가슴살은 술을 뿌려 호일에 굽는다. 식으면 찢어 둔다. 국물은 조미료에 넣는다.

③ 오이는 둥글게 썰어 소금을 뿌려 꾹 짠다.

④ 식초, 소금, 설탕을 섞어 재료를 무친다.

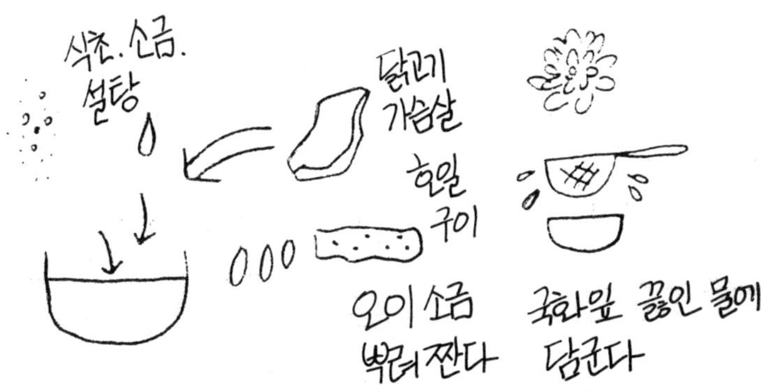

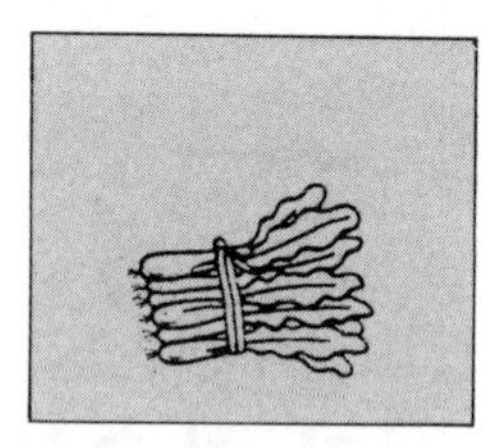

시금치 샐러드

• 106kcal • 단백질 7.2g • 염분 0.6g

□재료 2인분

시금치 150g, 생미역 15g, 프레스햄 1장, 삶은 계란 1/2개, 샐러드유 2 1/2작은 식초 1/2큰술, 소금 조금, 후추 조금

레터스 60g

□만드는 법

① 시금치는 데쳐 3cm 길이로 썰어 물기를 짠다. 생미역도 물에 불린다. 그레스햄은 다진다.

② 삶은 계란은 흰자, 노른자 나누어 흰자는 다지고 노른자는 으깬다.

③ 샐러드유, 식초, 소금, 후추를 섞어 드레싱을 만든다.

④ 그릇에 레테스를 깔고 미역과 시금치를 섞어 드레싱으로 무쳐 담고 노른자, 흰자, 햄 다진 것을 뿌린다.

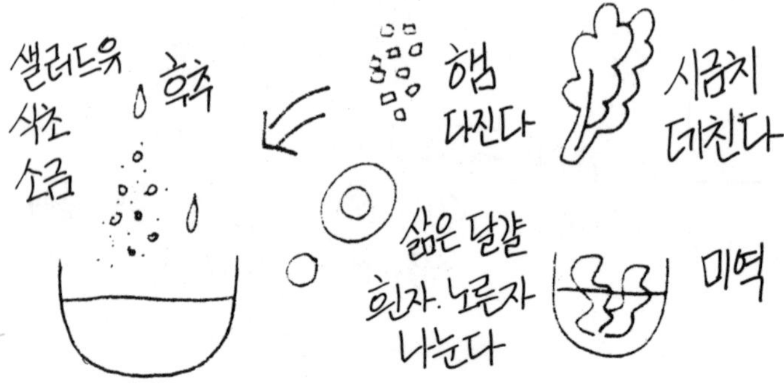

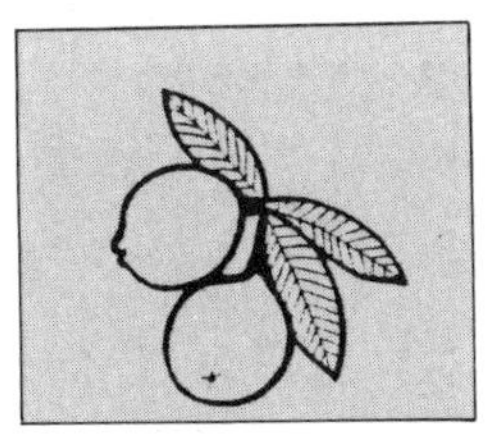

미역 두부 샐러드

• 130kcal • 단백질 4.2g • 염분 1.2g

□재료 2인분

미역 4g, 두부 1 / 3모, 간장 1 / 3작은술, 오이 30g, 소금 조금, 레터스 20g

*드레싱 : 식초 2작은술, 샐러드유 2작은술, 간장 1작은술, 생강즙 2g

□만드는 법

① 미역은 불려 물기를 없애 밑간을 한다.

② 두부는 물기를 없애 깍뚝 썰어 간장을 뿌린다.

③ 오이는 잘게 썰어 소금을 뿌려 숨이 죽으면 물기를 짠다.

④ 레터스를 찢어 그릇에 담고 두부, 미역, 오이를 썰어 얹는다.

⑤ 간장, 드레싱 재료를 섞어 ④위에 뿌린다.

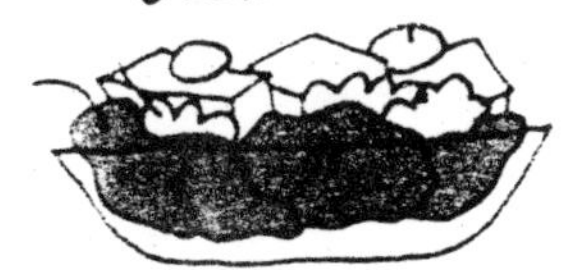

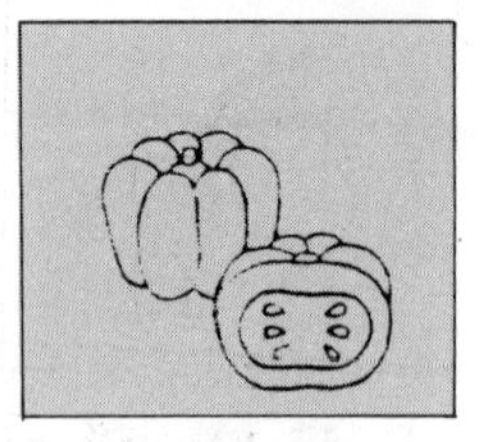

호박죽

• 80kcal • 단백질 2.3g • 염분 0.8g

□재료 2인분

호박 120g, 양파 1/3개, 마아가린 1/2큰술, 브이용+물 1컵, 스킴 밀크 1큰술, 물 1/2컵, 생크림 2작은술, 소금 1/5작은술, 후추 조금, 파슬리 1장

□만드는 법

① 호박은 껍질을 벗겨 큼직하게 썰고 양파는 얇게 썬다.

② 마아가린으로 양파를 잘 볶다가 호박도 넣어 볶는다.

③ 브이용을 넣어 끓기 시작하면 40분 정도 약한 불에 조린다.

④ ③의 열을 식혀 국물 그대로 믹서에 갈아 스킴 밀크를 붓는다.

⑤ 냄비에 다시 담아 조미하고 마지막으로 생크림을 넣는다.

그릇에 담아 파슬리를 뿌린다.

※ 스킴 밀크 대신 우유를 사용하는 경우는 우유 50cc를 넣고 생크림은 쓰지 않는다.

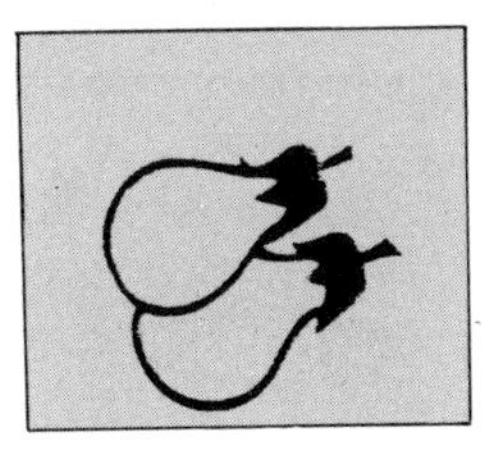

야채 볶음

• 61kcal • 단백질 6.2g • 염분 0.7g

□재료 2인분

당근 30g, 우엉 20g, 미나리 30g, 명란젓 40g

샐러드유 1작은술, 설탕 2작은술, 술 2작은술, 간장 1/2큰술, 육수 40g

□만드는 법

① 당근과 우엉은 채 썰고, 미나리는 3cm 정도로 썬다.

② 냄비에 기름을 달구어 우엉 당근을 볶는다. 육수를 넣어 한소큼 끓인 뒤 조미한다.

③ 5~6분 끓여 물기가 없어지면 명란젓의 껍질을 벗겨 넣고 바싹 볶는다. 마지막으로 미나리를 넣는다.

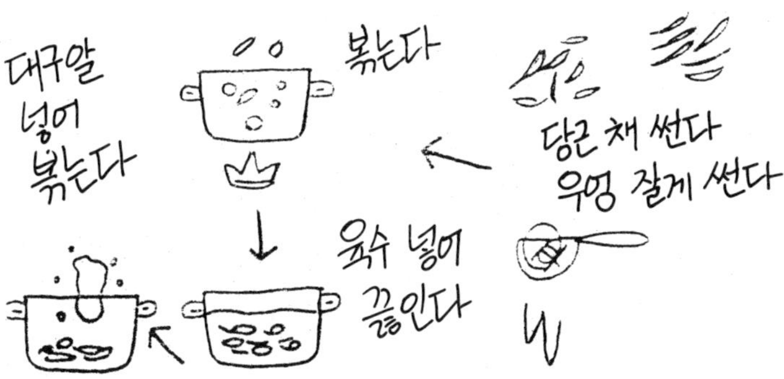

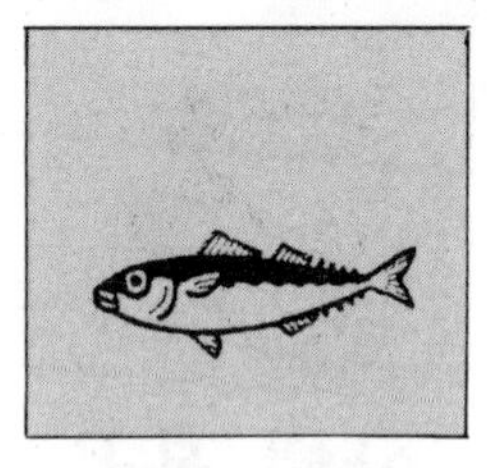

한천 젤리

• 59kcal • 단백질 2.0g • 염분 0.0g

□재료 2인분

한천 1/2개, 물 1컵, 검정 설탕 2큰술, 물 2작은술, 볶은 콩가루 2작은술

□만드는 법

① 한천은 씻어 짜 냄비에 물을 부어 20~30분 둔다.

② ①을 불에 올려 녹으면 틀에 부어 졸인다.

③ 굳으면 먹기 좋은 크기로 잘라 볶은 콩가루를 뿌리고 그 위에 검정 설탕을 물에 녹인 것을 뿌린다.

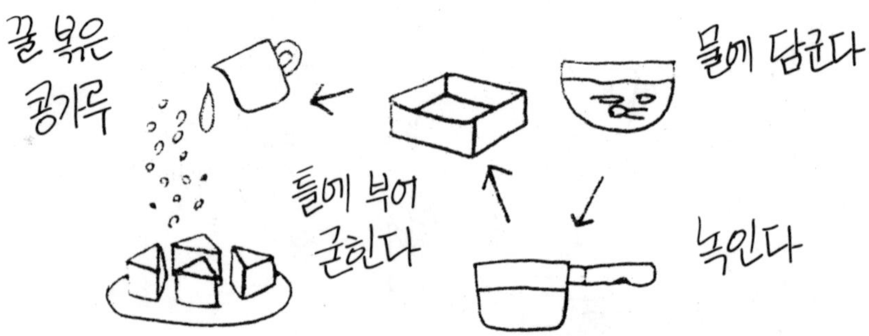

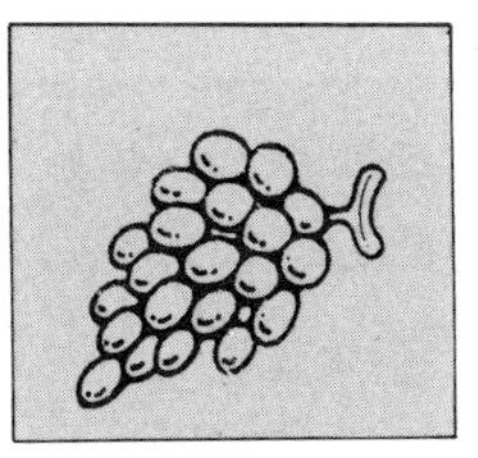

그레이크 후루츠 젤리

• 54kcal • 단백질 2.7g • 염분 0.0g

□재료 2인분

그레이프 후루츠 1/2개

젤라틴 1/2큰술, 물 2큰술

설탕 4작은술, 오렌지큐라소 1작은술

□만드는 법

① 그레이프 후르츠는 가로로 반 잘라 껍질이 다치지 않도록 속을 꺼낸다.

② 젤라틴은 1/3량의 물에 녹인다.

③ 남은 물에 설탕을 넣고 물에 올려 조린다.

④ 그레이프 후루츠의 열매와 즙과 제라틴, 설탕, 오렌지큐라소를 넣어 조금 걸쭉해지면 그레이프 후루츠 껍질에 부어 굳힌다.

⑤ 굳으면 1/4씩 컷트한다.

오렌지
큐라소
③ 설탕을
녹인다
① 씨를 뺀다
② 젤라틴을
중탕한다
②
①
③

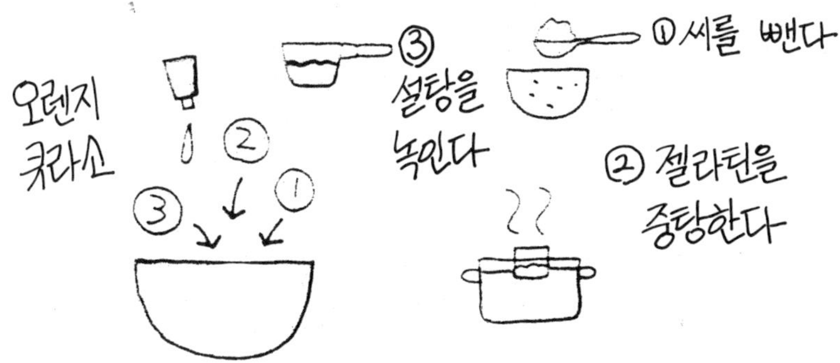

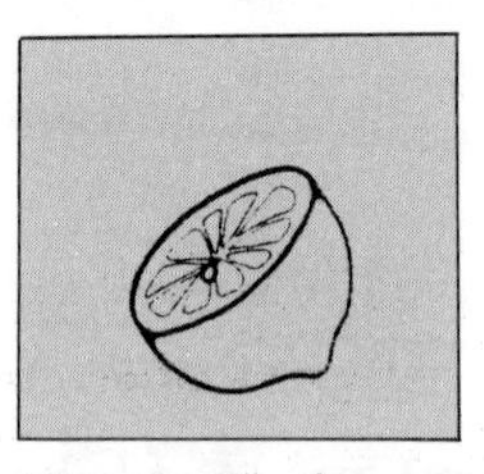

레몬 스노(snow)

• 32kcal • 단백질량 1.3g • 염분 0.0g

□재료 2인분

젤라틴 1/2큰술, 물 2큰술, 설탕 2⅓큰술, 물 1/2컵
레몬즙 1/2개분, 달걀 흰자 작은 것 2개분, 코안트로 1큰술
레몬 조각

□만드는 법

① 물에 젤라틴을 넣어 5~6분 둔다. 보올에 설탕과 물을 섞어 중탕으로 설탕을 녹인다.

② ①의 열이 식도록 섞으면서 식힌다. 상온까지 식으면 레몬즙과 거품을 낸 달걀 흰자와 코안트로를 넣어 섞어 적은 틀에 붓는다.

③ 굳으면 위에 레몬 조각을 얹는다.

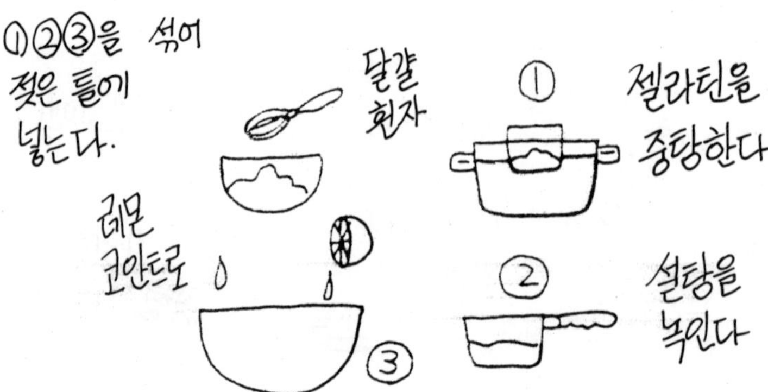

식품의 콜레스테롤량

(g / 100g)

• 곡류

보리 ··············· 0

밀 ··················· 0

현미 ··············· 0

밀가루 ············ 0

빵가루 ············ 0

우동류 ············ 0

중화면류 ········· 0

마카로니류 ······ 0

스파케티류 ······ 0

쌀

밥 ·················· 0

국수

국수가루 ········· 0

생국수 ············ 0

삶은국수 ········· 0

옥수수

생 ·················· 0

찐 것··············0

콘후레이크 ······ 0

팝콘 ··············· 0

호밀

호밀가루 ········· 0

호밀빵 ············ 0

• 감자 및 전분류

고구마

생 ··················· 0

토란

생 ··················· 0

감자

생 ··················· 0

포테이토 칩스··· 0

냉동 프랜치 포테이

토 ····················· 0

참마

생 ··················· 0

• 과자류

카스테라 ······ 190

삼베 ··········· 110

양과자

이스트 도넛 ··· 24

케익 도넛······110

비스켓(하드)···22

비스켓(소프트) 3

7

밀크 초콜릿 ··· 16

아이스크림······32

(고지방)

• 유지류

식물류

올리브유 ········· 0

참기름 ············ 0

쌀눈기름 ········· 0

해바라기 기름 ··· 0

대두유 ············ 1

조합 샐러드유 ··· 2

조합유 ············ 1

콘유 ··············· 0

팜유 ··············· 1

땅콩류 ············ 0

우지 …………… 100
어깨……………90

어깨 로스 …… 95
리브로스………90
서로인…………80
배………………95
넓적다리………85
뒷다리 ……… 110
람프……………95
돈지 ………… 100
어깨……………75
어깨 로스 …… 65
로스……………65
넓적다리………65
뒷다리…………70
마가린
소프트 ………… 1
하드 …………… 1
고리놀산 ……… 1
버터 …………… 210

• 종실류

아몬드 ………… 0
은행 …………… 0
참깨 …………… 0
땅콩 …………… 0

• 두류

팥 ……………… 0
완두 …………… 0
대두 …………… 0
두부 …………… 0
납두 …………… 0
된장 …………… 0
비지 …………… 0
두유 …………… 0
숙주 …………… 0

• 어패류

도미
생………………55
전갱이
생………………70
구이……………95
말린 구이 …… 95
장어
생 …………… 160
천연 은어
생………………85
구이 ………… 120
양식 은어
생 …………… 110
구이 ………… 150
아귀
내장 …………560
까나리
생 …………… 170
벤자리
생………………70
샛돔
생………………55
정어리
생………………75
구이……………85
말림 ………… 110
눈퉁멸
생………………60
멸치
생………………65
말린 정어리
생 …………… 100

구이 ………… 140
뱅어 …………… 250
정어리 통조림 … 80
장어
구이 ………… 240
청새치
생………………55
가다랭이
생………………65
물치 다랑어
생………………75
가다랭이포 … 180
꼬치고기
생………………60
가자미
생………………70
보리멸
생………………60
금눈돔
생………………60
잉어
생………………75
전어
생………………70

연어
생………………65
고등어
생……………55
구이……………85
말림……………65
통조림…………85
삼치
생………………70
꽁치
생………………60
구이……………75
말림……………80
시샤모
말림 ………… 260
농어
생………………75
감성돔
생………………70
참돔
천연(생)………50
양식(생)………85
갈치
생………………80

대구
생………………60
대구알 ……… 340
미꾸라지
생 …………… 180
날치
생………………60
청어
생………………70
문절망둑
생………………90
도루묵
생………………75
갯장어
생………………75
넙치
생………………65
복어
생………………60
붕어
생………………60
방어
천년(생)………70
천연구이………90

• 조개류

• 그외 어패류

것

한우 ………… 50

수입육 ……… 60

등심

한우 ………… 60

수입육 ……… 55

그 외

혀……………100

심장…………110

간……………240

신장…………310

위장…………190

꼬리 ………… 75

판	권
본	사
소	유

콜레스테롤 증가 예방과 치료 요양식

2019년 6월 20일 인쇄
2019년 6월 30일 발행

지은이 | 현대건강연구회
펴낸이 | 최 원 준

펴낸곳 | 태 을 출 판 사
서울특별시 중구 다산로38길 59(동아빌딩내)
등 록 | 1973. 1. 10(제1-10호)

■ 주문 및 연락처
우편번호 04584
서울특별시 중구 다산로38길 59 (동아빌딩내)
전화 : (02)2237-5577 팩스 : (02)2233-6166

ISBN 978-89-493-0571-4 13510